Minha profissão é andar

Dados Internacionais de Catalogação na Publicação (CIP)
(Câmara Brasileira do Livro, SP, Brasil)

P379m Pecci, João Carlos, 1942-
Minha profissão é andar / João Carlos Pecci. – São Paulo: Summus, 1980.

ISBN 85-323-0109-6

1. Deficientes físicos – Reabilitação 2. Pecci, João Carlos, 1942 I. Título.

80-0372

B
CDD-920.93624
-362.4

Índices para catálogo sistemático:

1. Deficientes físicos : Biografia   920.93624
2. Deficientes físicos : Reabilitação : Bem-estar social   362.4

Compre em lugar de fotocopiar.
Cada real que você dá por um livro recompensa seus autores
e os convida a produzir mais sobre o tema;
incentiva seus editores a encomendar, traduzir e publicar
outras obras sobre o assunto;
e paga aos livreiros por estocar e levar até você livros
para a sua informação e o seu entretenimento.
Cada real que você dá pela fotocópia não autorizada de um livro
financia o crime
e ajuda a matar a produção intelectual de seu país.

Minha profissão é andar

João Carlos Pecci

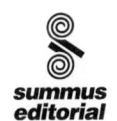

summus editorial

MINHA PROFISSÃO É ANDAR
Copyright© 1980 by João Carlos Pecci
Direitos desta edição reservados por Summus Editorial

Capa: **João Carlos Pecci**

A "Carta ao irmão que espera" foi publicada na revista *Claudia*, em abril de 1971. Reproduzida com autorização da Editora Abril.

Summus Editorial
Departamento editorial:
Rua Itapicuru, 613 – 7º andar
05006-000 – São Paulo – SP
Fone: (11) 3872-3322
Fax: (11) 3872-7476
http://www.summus.com.br
e-mail: summus@summus.com.br

Atendimento ao consumidor:
Summus Editorial
Fone: (11) 3865-9890

Vendas por atacado:
Fone: (11) 3873-8638
Fax: (11) 3873-7085
e-mail: vendas@summus.com.br

Impresso no Brasil

CARTA AO IRMÃO QUE ESPERA

Você sabe, João, que eu fico horas aqui na banheira morna, pensando na vida, escrevendo sobre o que ela me tem dado de bom e de triste. Fico horas, João. Na mesma sua imobilidade, só que a minha voluntária: uma espécie de treino para a morte. Fico horas, João, e outro dia cheguei à conclusão de que, não me obrigasse o amor, e seus deveres, ao uso eventual das pernas, eu de bom grado as trocaria pelas suas, poxa! Porque você é ainda tão moço, e sendo como é inteligente e boa pinta, além de bom pintor, ia ser um troço, o mulherio ia ficar louco. Ora se ia. Não é que eu esteja entregando a rapadura, não: muito pelo contrário. Estou em plena forma, em todos os sentidos. Mas essa imobilidade que me integra cada vez mais em mim mesmo, e que nada tem a ver com a dos brâmanes e faquires, traz-me freqüentemente à sua, ocasionada por um desastre de automóvel: e eu fico — palavra! — na maior admiração por você, pelo titânico esforço de recuperação que faz, através de massagens e ginásticas permanentes. Você é um cara muito bacana e, se eu fosse mulher, acho que ia ser aquela vidração. Aliás, você é o único homem de quem sinto ciúme autêntico, porque minha amada disse-me um dia que, se eu não existisse, ela poderia se apaixonar por você, fácil. E ela nunca disse isso sobre qualquer outro homem.

Eu acho lindo uma pessoa ter, como você, tanto amor físico à vida, e tanto respeito pelo próprio corpo: esse que é como o tabernáculo de todos os nossos desejos e paixões. Quantos, em seu lugar, já não teriam desistido... Você, não. Mesmo batendo papo, como eu vi, você não pára de fazer movimentos e flexões, dando cada vez mais poder aos seus músculos para transportar sua invalidez. Palavra cretina, essa: invalidez... Você é o menos inválido dos seres que eu conheci ultimamente. Inválidos são os que, de plena posse de todos os seus movimentos, mantêm a vida paralítica dentro deles, e só pensam em paralisar a dos demais. A maioria, João, infelizmente...

Nesse particular, você me faz lembrar minha querida amiga Maria Rosa Oliveira, grande escritora argentina: também, como você, presa a uma cadeira, e que assim já atravessou sessenta anos de uma existência totalmente dedicada a praticar o verdadeiro útil e fazer o verdadeiro bem aos que a rodeiam e lêem;

um ser, como você, com essa dimensão extra da vida: a única que a morte teme.

Essa mulher, João, engrena uma primeira em sua cadeira de rodas e sai por aí tudo fazendo conferências, trabalhando pela paz, recebendo prêmios, visitando amigos — que ela os tem no mundo inteiro —, e tudo isso com tanto charme e feminilidade, que eu já vi mais de um cara ficar com o careta balançando para o lado dela. Já a encontrei, e às vezes de surpresa, nos Estados Unidos, em Montevidéu, no Rio, em Paris e nem sei mais onde, com seu formoso rosto aristocrático, sua voz rouca e ardente, e aquele maravilhoso sorriso que irradia também de seus olhos magníficos: uma dama de inexcedível beleza em seu tronco adulto e suas pernas de trapo, que não puderam mais crescer. Um dia, quando ela voltar ao Brasil, vou levá-la até São Paulo, para que você possa conhecê-la e amá-la como eu a amo.

Eu gostaria que você soubesse (aliás, desconfio que você está farto de saber) o orgulho que nosso irmãozinho caçula, o moço Toquinho, tem de você, e como ele curte o fato de você ser bonito por dentro e por fora. Seu rosto como que se ilumina, quando ele fala do irmão mais velho, do irmão que espera. Nós já estamos doidos para voltar, João, e mostrar a você uma porção de canções novas, aqui da safra de Mar del Plata. Tem cada uma, velho, da pesada. O paulista já partiu mesmo, e agora não há quem o segure. Eu também sei o orgulho que você tem dele, e a verdade é que eu, nesse particular, não lhe fico nada atrás. Estou na maior gama pelo cara.

Continue esperando, irmão que espera. Já-já nós estamos aí, e vai ser um sarro só. Continue esperando porque a você tudo chegará no tempo certo, dado pela pessoa certa: assim como eu estou recebendo agora na minha — ao contrário da sua — crescente imobilidade. O único risco é eu dar uma de Kafka, e de repente, dentro desta banheira morna, ver-me transformado num enorme peixe. Nesse caso, tudo o que peço é que nossa mãe aí faça de mim uma grande peixada à brasileira, caindo de pimenta, e que os amigos devorem-me por inteiro, nessa antropofagia de amor cada vez mais linda, cada dia mais necessária.

Mar del Plata, Fevereiro de 71

VINICIUS DE MORAES

1

Eu sou um homem. E, como tantos outros, meu nome é João. Aprendo a amar a vida, as pessoas e as coisas que me cercam. Aprendo a viver com naturalidade e entusiasmo. Aprendo a ser livre para plantar uma árvore, construir uma casa, semear um campo, fabricar máquinas.
Aprendo a me sentir um deus, porque minha natureza — íntegra e forte — me ensina a ser íntegro e forte.
Eu sou um homem, e meu nome é João.

2

É quase meia-noite. Chego ansioso, coração disparado. Vou direto ao telefone. No segundo toque, a voz macia do outro lado.
— Alô.
— Gê?
— Ô, meu nego! Que saudade, João! Já está no Rio?
— Não, amor. Só amanhã. Estou em casa. Cheguei nesse minuto do Guarujá. Morrendo de saudade de você...
— Eu também, amor. Eu queria...
— Quem quer mais sou eu, Gê. Te abraçar, te beijar, ficar muito com você. Te amar muito. Os dias todos.
— Eu também, meu anjo. Tenho te esperado tanto... pensei que você viesse antes... eu conto os dias.
— Não deu, Gê. Mas amanhã estarei aí. E Cabo Frio, podemos ir?
— Claro, amor! É só você chegar. Vem amanhã?
— Logo depois do almoço.
— Por que não vem de ônibus? Meu carro está aqui.
— Eu sei, mas eu gosto de viajar de carro. E quero chegar logo! Muito queimada, é?
— Surpresa... vem logo!
— Amanhã eu te como inteira...

— Estou te esperando, tá? Te amo.
— Um beijão grande. Também te amo.
— Tchau, amor. Desliga aí, tá?
— Desliga você... te amo.

E ela desligou. Eu fiquei olhando para o fone, sorrindo sozinho, e lhe dei um beijo demorado antes de colocá-lo no aparelho.

3

No dia seguinte, saí de São Paulo às três da tarde, mas não cheguei ao Rio e nem fomos a Cabo Frio...

A estrada longa, o chão molhado, a curva, a derrapada. O brusco movimento de pescoço. E o deslocamento da sexta vértebra de minha coluna cervical: a medula atingida.

Sobre minha cabeça, um teto branco. Deitado, tentei virar o corpo. Somente os olhos viraram.

Era um hospital, e eu estava paralisado. Uma calma estranha se apossava de mim. Como se tudo que tivesse de ser, teria apenas de ser. Teria apenas de ser enfrentado.

Chamei gritando por uma enfermeira, pois não podia alcançar a campainha. Às perguntas que fiz, respondeu-me simplesmente que eu havia sofrido um acidente...

A partir desse dia, eu continuaria a ser um homem. Mas teria de construir uma natureza nova. Aquela que eu possuíra há vinte e seis anos, atirou-se fora. Assim, como se joga no chão um papel de bala.

4

— E de repente eu não ando mais! Não sinto mais meu corpo. Consigo apenas mexer um braço e o pescoço. E sem um aviso, sem um alerta! Que transformação radical, Joca!
— Para um homem, nada é radical, João.
— Restará alguma coisa em mim, pra sustentar essa inércia tão pesada?
— Haverá sempre o grande desconhecido, que será você mesmo. Sua necessidade criará sua capacidade.
— Mas... tão surpreendente, tudo!
— O inesperado fere e estimula, João.
— E esta medula amassada, ela pode melhorar?
— Você terá de ajudá-la.
— Ajudá-la?!
— Compreendendo aquilo que ela não pode mais lhe dar, e tentando substituir.
— Substituir? Mas o que ela não pode mais me dar continua tão vivo dentro de mim!
E rolou uma lágrima que salgou meus lábios.
Então, fechei os olhos.

5

E se abria sobre nós uma chuva imensa. Caía pesada nos ombros, grossa no peito. Parecia segurar nossas pernas, amarrar nossos pés na areia. Mas nós corríamos ainda mais, atrás da bola e do gol. Uma pelada de praia sob chuva de verão: ternura branda entre o instinto e a razão, acumulando no homem uma eufórica vibração física.

O Ademar e eu passávamos dias inteiros na praia, atrás de uma bola e de garotas.

Nossa amizade começou no banco do colégio pela passagem de uma cola, na prova de inglês. Cresceu em noites de olhos ardidos sobre livros difíceis. Solidificou-se na faculdade e continuou íntegra, através tanto de excessos tropicais quanto de sobriedades.

E essa amizade se tornava tão viva num futebol de praia! Nos passes, gols e abraços, em defesa do mesmo time. Ou em ríspidas jogadas, como adversários.

Então, cansados, vitoriosos ou derrotados, abandonávamo-nos ao mar até o anoitecer.

E junto com a noite, a fome.

A geladeira daquele apartamento sempre vazia, como os bolsos. Lá no fundo dela, a última lata de sardinhas. Na prateleira de baixo, um fim de queijo meio duro e amarelado. E no outro canto, dois tomates. Na cestinha em cima da mesa, três pãezinhos murchos.

Enquanto o Ademar secou o banheiro, preparei os sanduíches. E comemos tanto! Na sacada, bem perto da noite.

E existe amizade maior do que aquela capaz de dividir uma lata de sardinhas, dois tomates e três pãezinhos numa noite de lua cheia?...

Era essa amizade que o Ademar carregava agora em seus passos apressados, tentando alcançar o médico nos corredores do hospital.

— Doutor, doutor!

Austero, mas atencioso, o homem se vira.

— Doutor, é sobre o rapaz do quarto 52... foi o senhor que botou aquele ferro na cabeça dele?

— Sim. Você é parente dele?

— Sou amigo... ah, muito mais... eu queria saber...

— Moço, tenho uma cirurgia daqui dez minutos, e já estou atrasado. Se você tiver...

— Doutor, o caso é tão grave como falam? É, doutor?

— É. É gravíssimo.

— E... e ele pode morrer?

— Tanto pode morrer como reagir. Mas sobre isso eu converso com alguém da família. Agora, com licença, moço.

E se foi, deixando atrás uma crua realidade de encontro a um peito cozido por ansiedades e angústias muito fortes.

— Alguém da família! Eu sou quase o próprio João, porra!

6

Não havia exagero nas palavras do médico. A coisa era grave. A morte chegou mesmo a fazer pesquisas. Mas levou alguém em meu lugar. Nem sempre se é o melhor...

Não menos graves eram os diagnósticos precipitados: "Talvez, após algum tempo, ele consiga ficar sentado". "Ele não sairá nunca de uma cadeira de rodas".

Diante de tais hipóteses, eu era cercado por rostos contraídos, olhos umedecidos, passos indecisos. Medições de febre, dezenas de antibióticos. E aquela sonda, e aquele ferro em minha cabeça!
— Eles dizem que eu não ando mais, Joca!
— Eles apenas dizem. Quem deve ou não andar é você.
— Queria perceber melhoras. Mexer de novo um dedo do pé
— Cuidado com o que se quer, João. Pode ser muito cedo.
— Fazer o quê, então, Joca?
— Você já está fazendo, suportando esta tração cervical em sua cabeça.
— Este ferro me fará andar?
— Nem tanto, João. Mas é muito importante agora. Ele fará com que a vértebra deslocada volte ao seu lugar certo, descomprimindo assim a medula.
— E eu que nunca tinha ouvido falar em medula!
— A medula é um nervo, mais ou menos da grossura do dedinho de sua mão. Comanda todos os movimentos de seu corpo. É muito sensível, e por isso protegida pela coluna vertebral. E ela foi atingida justamente por uma dessas vértebras que a protegem.
— Então, quando essa vértebra voltar ao seu lugar, eu começarei a melhorar? Questão de um mês ou dois?

Não houve resposta. Apenas um silêncio lancinante.

7

Do lado de fora da porta de meu quarto, um som embaralhado e estridente. De repente, cessou. A porta se abriu, e por ela um sorriso escancarado carregava um violão debaixo do braço. E já entrava falando, gesticulando, comunicando alegria. Meu irmão é uma destas raras pessoas cuja ausência provoca vácuo.
— Precisa ter um saco nessa terra! Esta irmã aí fora não deixou tocar o gravador. Disse que ia incomodar os pacientes do andar. Eles precisam de música, de alegria! A gente preparou uma gravação da pesada pra você, João. Com Caetano e tudo. Mas era pra ouvir sem saber de onde.
— Não faz mal. Depois eu ouço. Me fala da Bahia.
— Ô, velho, aquilo é o fim ou o começo do mundo. Você tinha que estar lá. Estive com Caymmi. Maravilhoso!

— E Itapoã? Como é que é esta praia?
— É do cacete. Fiquei vidrado nela, não tem outro jeito. Mas quero te mostrar a gravação. O Caetano está um sarro. Ele e este cara aqui quase desmontaram o avião. Uma loucura!
"Este cara aqui" era o amigo que viera junto. Um pouco assustado com minha cabeça presa daquela forma. Falava pouco e levava no rosto dois olhos de poeta.
Após as piadas do gravador, meu irmão começou a tocar violão. Durante a música, entrou no quarto uma freira equilibrando numa bandeja termômetro, comprimidos e injeções.
— Ah, João, foi essa freira que não deixou tocar o gravador. A irmãzinha não gosta de música?
Ela respondeu manso, num suave sotaque espanhol.
— Enganou-se, menino! Nasci num país onde se dança nas ruas. E já dancei nas praças e jardins de Andaluzia. Sou de Málaga!
Aproximou-se da cama com a seringa já preparada.
— Eu era muito jovem, mas me lembro ainda...
Meu irmão não resistiu à oportunidade. Tirou delicadamente a seringa da mão da freira.
— Necas de injeção! É hora de muita música neste quarto!
E empurrando o amigo, continuou:
— A senhora será homenageada com música de sua terra. E vai ensinar a ele os passos desta dança.
— Menino! Que loucura! Este moço precisa da injeção!
Não adiantaram as recusas. A "Malagueña" já soava forte nas cordas do violão. E a freira, tocada pelas lembranças de uma juventude recente, sapateava com graça ao lado do poeta.
Pouca coisa deslumbraria tanto quanto ver uma freira dançando com um poeta.
Depois, com um sorriso de criança, o poeta puxou meu irmão pelo braço, falando-lhe com voz matreira:
— Agora, eu canto um samba e você dança com ela. Essa freira é uma graça!
— Mas é claro! Toma cá, o violão. Genial!
— Meninos! Tanta coisa por fazer, e esse moço sem medicamento! Onde estou com a cabeça!
O samba saía rasteiro e não havia jeito de não dançá-lo: "A Rita levou meu sorriso. O sorriso dela, meu assunto..." Meu irmão e a freira rodavam pelo quarto. "...levou seu retrato, seus trapos, seus pratos, que papel! Uma imagem de São Francisco, e um bom disco de Noel..."
E onde a tração, a sonda, e a medula cortada?
Que irmão maravilhoso, esse, que fazia uma freira dançar ao invés de me trazer um terço. Que me trazia um poeta, e não um psicólogo. Que irmão maravilhoso, esse, que me via como se eu corresse atrás de uma bola.

Mas, me veria ele assim? Ou tão forte esse irmão, capaz de me provocar esta impressão? Tão forte esse irmão, que ainda cantava e tocava violão, quando minhas pernas jovens já não me sustentavam. Tão forte esse irmão, capaz de fazer-me esquecer de mim mesmo.

8

Durante a madrugada a sonda entupira. No coletor ao pé da cama, apenas oitenta gramas de urina. Numa hora em que deveria conter de quinhentos a setecentos gramas. A bexiga, certamente, a ponto de estourar.

Quase correndo, a enfermeira entrou para tentar desobstruir a sonda. Sorria metade e dizia nervosa:
— A gente dá um jeito nisso. É coisa fácil.

Por meio de uma seringa, injetava água destilada pela sonda. Tentou umas quatro vezes. Mas a cada tentativa, a água voltava e se espatifava em seu avental.
— Entupida mesmo! Precisamos substituí-la já.

E a nova sonda chegava, solenemente trazida pelo médico de plantão. Atrás dele, a enfermeira empurrava um carrinho repleto de esparadrapo, algodão, gaze, tubos da assepsia e recipientes plásticos de todas as cores.

A grande dama, protegida por material esterilizado. Fora de sua alcova almofadada, como uma cobra, balançava-se nas mãos do médico, segura por uma pinça, também esterilizada. A enfermeira acariciou com merthiolate a cabeça de meu pinto. O médico passou xilocaína na ponta da sonda a ser introduzida. E lá ia ela. Gingando, como a rasgar-me por um orifício tão importante. E se arrastava, vencedora, serpenteando-se por dentro de mim!

O pênis é o módulo de todos os talentos físicos de um homem de vinte e seis anos.

Sustenta com galhardia os nobres encargos que a idade lhe impõe. Requisitado, responde sempre com esmero e aptidões novas. Habilidoso, perspicaz, sanguinário às vezes, acaba dominando as

13

situações, tanto impetuosas quanto delicadas. O homem o carrega com orgulho e usa-o com arte.

E como é duro vê-lo agora inerte, como um peixe fisgado por um anzol muito grosso. Incrível como uma borracha assim larga pode ser enfiada nele!

— Como eu detesto essa sonda, Joca! Ela é o espelho de toda minha paralisia.
— Você não pode jogar sobre ela toda revolta por uma situação tão difícil.
— Eu sei. Mas sinto como se ela me afastasse da vida.
— Também não é assim, João. Eu vou lhe mostrar o lado bom dessa borracha.
— Não sei onde você vai achar o lado bom dessa borracha, que além de ser grossa e ter cor de merda, está enfiada em meu pinto! Há coisas que não têm nada de bom pra nos dar, Joca. E essa sonda é uma delas.
— Não, João, não. Há certas coisas, cujo lado ruim é tão visado, que a parte boa se oculta naturalmente. Aí nós temos que penetrá-las, fuçá-las mesmo, e o lado bom aparece vivo. Basta achá-lo.
— Olha, então o bom dessa sonda está tão escondido, que eu já a destruí toda e não o achei.
— Talvez porque você a tivesse destruído toda... Ouça, João, nós temos dentro de nós um órgão chamado bexiga, que recebe a urina dos rins e a elimina através da uretra.
— E o que é a uretra?
— É um canal que existe desde a bexiga até a ponta de seu pênis. Este buraquinho por onde entra a sonda. Em seu caso, a bexiga está paralisada. Não é capaz de eliminar a urina. Daí a necessidade dessa borracha que o atormenta tanto: é a sonda vesical.
— E eu só conseguirei urinar por essa porcaria de sonda?
— Por enquanto, apenas ela resolve. Mais tarde, com a ativação dos músculos, talvez possa ser retirada. O importante agora é você saber que a sonda se constitui no artifício destinado a esgotar a urina depositada na bexiga. Já percebeu que está urinando por essa borracha. Em suas condições atuais, a drenagem da urina é essencial na prevenção de infecções e distúrbios que possam acometer outros órgãos de seu corpo. Então: essa sonda é ou não importante pra você?
— Bem, Joca...

— Sem contestações, não é? Mas talvez amanhã você acorde destruindo-a novamente...

9

A noite era quente, e intenso o fluir dos automóveis na avenida. As luzes dos faróis clareavam um canto do quarto. A parede parecia acender e apagar. Eu estava no quinto andar, mas havia um viaduto cujo ponto mais alto ficava na altura da janela. E os clarões dos faróis entravam por ela. Lá fora, a vida passava rápida e brilhante.
No quarto, a tranqüila seqüência dos minutos. O sono chegava manso, ativado por dedos que acariciavam meus cabelos, meu pescoço, o ombro, desciam pelo braço e atingiam a mão. Aí, dedo a dedo, voltavam no braço, subiam ao ombro, iam ao pescoço e novamente aos cabelos.
O cafuné daqueles dedos me adormecia. E quando acordava no meio da noite, como se tivesse adormecido no minuto anterior, eu a procurava: Gê, chamava baixinho, mas ela já não estava lá. Essa mulher me dormia todas as noites.

10

Eu fora colocado num colchão ortopédico. De barriga para cima, sem travesseiro e com a cabeça puxada pela tração cervical.
— Ele ficará nesta posição mais ou menos uns trinta dias.
— Mas doutor! Trinta dias sem se mexer?!
— Minha senhora, é absolutamente necessário manter-se a coluna cervical numa posição rígida. Somente assim a vértebra voltará ao lugar. Toda precaução será pouca. Não poderemos facilitar em nada.

Desde o peito até os pés eu não sentia nada. A higiene era feita apenas na parte da frente do corpo. Quando eu evacuava, limpavam-me levantando minhas duas pernas. Mas a posição da coluna cervical não se alterava. Não se podia facilitar...

Lá pelo décimo segundo dia sentia-se que, mesmo após o banho, eu cheirava mal. O lençol — que não fora trocado até então — já mostrava na altura das costas manchas esverdeadas e pastosas. O fedor tornou-se insuportável.
— Esse lençol tem que ser trocado! Agora!
— Mas não podemos mudá-lo de posição.
— É meu filho que está nessa cama! Eu vou rasgar esse lençol! Quero ver as costas dele!
O lençol foi rasgado, puxado. A parte sob as costas saiu com sangue e pus misturados. E o pedaço das nádegas surgiu com um círculo bem vermelho. Sangue puro.
— Não é só nas costas que tem sangue! Embaixo também! Deve ter feridas nesses lugares!
Eram as abomináveis escaras.

11

Guarujá despertava. Eu acordava junto com o sol. O resto da turma dormia fundo. Mas eu não resistia a uma praia pela manhã, bem cedinho. Difícil encontrar quem me acompanhasse. Eu saía e lhes deixava um bilhete:

Amantes do sono: fui à praia. Já fiz compras. Comprei três bengalas, pois não tinha pão de cará. Dois pacotes de leite, uma dúzia de ovos e manteiga. Já comi de tudo. Não demorem. O dia está lindo! Estou aí em frente. A boa pedida hoje é Pernambuco. Beijos do alimentado João Carlos.

Só lá pelas onze horas eles começavam a chegar, com a ginga preguiçosa de quem é apenas servo de mar, areia e sol.
— Ô Deisoca! Caiu da cama cedo, hoje?
— Amor da minha vida! Por que não me chamou? Te esperei desde que fui dormir. Prometemos dormir juntos, não foi?

Eu e a Deise nos tratamos sempre como namorados, mas nunca namoramos. Ela esparramava esteiras, toalhas, blusas, e estalava forte um beijo em meu rosto.
— O boneco está aqui há muito tempo? Que pão delicioso você comprou! Fiz umas torradas e comi à beça. Estou pronta pra qualquer coisa.
— Então, pega a raquete e mexe esse corpo, vai!

Era bola na esquerda, na direita, alta, baixa, e lá estava ela, alcançando todas, raqueteando firme.

Enquanto a Deise corria atrás da bola, a Cleide armava sua cadeirinha contra o sol e se entregava toda ao astro. A bolinha ia longe, eu lhe roubava um beijo rápido dos lábios quentes e carnosos. Semi-acordada, ela apenas balbuciava: Ôi, pilantra, você está bom? — e fechava os olhos. E dormia de novo.

Mas a Deise já me atirava a bola, e eu respondia forte. Aí, ela acertou uma tacada indefensável, e a bolinha passou.

Na busca da bola, meu olhar avistou uma figura incomum: uma tigresa. Ela desdenhava nos movimentos das patas de bronze e acentuava o balanço das ancas. Pisava macio, sem deixar rastros na areia. O rosto para o lado, a perna esquerda na frente. O braço móvel, pêndulo simétrico. Nos passos, a malícia do lento. Acertei-lhe a bolinha bem na coxa esquerda. Aí, Márcia deu uma gingada para trás, como se fosse cair. O corpo numa sublime curvatura feminina.

— Pronto! Acertou na caça. Vai me levar nos braços?
— Não, Marcinha. Vai mesmo pela mão.

Eu lhe tirei o chapéu e botei na minha cabeça. E lá ia eu, de mãos dadas com a tigresa, orgulhoso da caça. O sol ardendo inteiro em nossos rostos, nos ombros, nas pernas.

Mas o Waltinho me chamava apressado.

— Ô cara, tem futebol pintando na parada!

E depois do jogo, as caipirinhas. O carrinho do Simião sempre em frente de nossa turma.

— Olá, seu João. Quantas vão hoje?
— Capricha na primeira de coco. E uma de caju pra Maria Alice. Quanto anda minha conta?
— Tem nove de quinta e oito de ontem. Mas não carece pagar hoje. Mais fácil crescer até domingo.
— Não dá. Amanhã vou ao Rio, e aí, só mês que vem.

A tarde seguiu com caipirinhas, camarõezinhos, caídas no mar, jogadas de tênis. E se completou com a cachoeira em Iporanga.

No caminho de volta pra casa, já nos dominava a sensação aromática dos camarões com vinho branco que Bia e Alice preparavam tão bem. Olha, troço divino! Compramos duas dúzias de camarões. O resto tinha em casa: cebolas, batatas, manteiga e conhaque.

As duas na cozinha, carinhosamente. A manteiga derretia na frigideira. Em seguida, colocavam os camarões com sal, pimenta e limão.

Eu, vendo tudo. Inquieto, faminto. Nossos estômagos pipocavam.

Os camarões já fritos. Bia jogou conhaque. Eu metendo o bico, me deu uma vontade de pegar um... Como um relâmpago, o fogo da flambagem me afastou. Alice deu-me um tapa na mão: "Guloso, quase se queima!" Botou um copo de vinho branco e deixou ferver um pouco.

Enquanto as bolinhas de batata douravam na manteiga derretida, eu andava pela cozinha. O estômago pequenino...

Mais uns dez minutos, e tudo pronto! Serviram com um esfumaçante e solto arroz branco.

Comemos tanto, uma loucura!

À noite, depois de me esparramar um pouco no sofá, eu deixava Guarujá. Pois no dia seguinte seguiria para o Rio em continuação às minhas férias. Na primeira esquina, porém, percebi que esquecera algo importante. Voltei. Na sacada do segundo andar ainda estava a Deise.

— Ah, o boneco não agüentou a saudade! Voltou, é?

— Esqueci as raquetes e a bolinha. Apanha pra mim, Deise, e joga daí mesmo, tá?

Ela jogou primeiro a bolinha. Eu a segurei com a mão esquerda. Depois veio uma raquete, e eu a agarrei com a mão direita. Passei-a para a esquerda, e apanhei logo a outra raquete com a direita. Soltei um beijo e entrei no carro.

Deise ficou na sacada. Ela nunca poderia imaginar — e ninguém poderia — que pela última vez me via andar com tanta agilidade e segurar com tanta firmeza uma raquete de tênis.

E agora, tento segurar a mão de Cleide. Não consigo nem abrir a mão direita. Meus dedos precisavam de movimentos. E a Cleide os movimentava. Abria e fechava. Para cima e para baixo. Todos juntos. Depois, um por um.

Essa movimentação se alongava durante horas seguidas. O médico dissera: "Se for possível façam esse exercício nele, o dia todo." E eu exigia, brigava por eles.

A mão esquerda não fora tão atingida. Coisa mínima. Mesmo assim, Márcia cuidava dela. Nas pernas estava a Bia. Ela flexionava meu joelho direito.

Que utilíssimas ferramentas, essas amigas!

Era um festival de fisioterapia praticado por elas. Que haviam se acostumado a me ver nas praias como um homem poderoso em músculos, agilidade e força.

E agora, paralítico, como me veriam elas?

Certamente, como um homem poderoso.

E onde o poder?

Ora! E que maior poder que o do sorriso, quando as bocas se endurecem? Que o do gesto manso, quando os braços se embrutecem?

E que maior poder que o das profundezas de nós mesmos, que os amigos conseguem ver aflorado em nossas epidermes, sem se importar se elas revestem músculos de aço ou de algodão? Ah, essas amigas! Que fortes e importantes ferramentas!

12

Fortes e importantes também as ferramentas que removiam os ferros enfiados em minha cabeça por quase dois meses. A tração cervical seria retirada.

A medicina, às vezes, tem uma estreita relação com a mecânica. Para se colocar a tração, o osso de minha cabeça foi perfurado por uma broca. Agora, rangiam chaves de parafusos, alicates e martelinhos, produzindo um som frio e agudo.

Os parafusos retirados. De repente, um retorcimento lá dentro da cabeça, uma vibração, um puxão forte, e eu livre da tração! Era uma gota, mas já se notava água dentro do copo. E ontem ele estava seco...

Mesmo sem a tração, meu pescoço não seria liberado. Eu usaria agora um estranho colarinho ortopédico: uma espécie de anel, feito em couro. Uns doze centímetros de altura, e o diâmetro da grossura exata de meu pescoço. Esse colarinho imobilizaria meu pescoço, garantindo a consolidação completa das vértebras. E ele me possibilitava, finalmente, mudar de posição: eu já podia ficar deitado de lado!

— Essa dor no ombro é quase insuportável, Joca!
— Você ficou muito tempo na mesma posição. Mas com as constantes mudanças essa dor passará. E a posição de lado favorece a cicatrização de sua ferida porque evita a pressão sobre ela.
— Dizem que é enorme! Fica logo acima da bunda, não é?
— Fica na altura do cóccix.
— E é verdade que dá pra se ver o osso, Joca?
— É verdade, João. As escaras se formam rapidamente e são muito profundas. A sua chegou até o osso.
— Que merda que esses médicos me arrumaram!
— Esqueça essa idéia, João.

— Como esquecer, se eles podiam evitar...
— Tinham que preservar o mais importante: sua vida.
— Mas sabiam que essas feridas se formariam.
— Mas, João, era impossível se conseguir colchões e camas especiais em um ou dois dias. São equipamentos importados, e seu caso exigia providências urgentes.
— E por que esses colchões não são mantidos nos hospitais, prontos para serem usados? Outros casos acontecerão, e outras feridas se abrirão, lógico!

13

Eu respirava somente pelo diafragma. Em meio ao sono, acordava com a boca seca e a língua enrolada. Sentia-me quase sufocado. E surgia logo uma mão amiga com o algodão molhado ou um gelo refrescando minha boca. Durante a noite havia sempre alguém ao meu lado para que pudesse descansar uma mulher quase incansável: minha mãe.

Depois, com a melhora da respiração, as noites ficaram mais amenas. Naquele sábado, a Gê estava comigo. Sentara-se em uma poltrona, ao lado da cama, e recostara a cabeça em meu peito. Eu acariciava seus cabelos alourados e curtos. Às vezes meus dedos tocavam-lhe a boca, o nariz, os olhos, a testa alta e larga. Nossos lábios, por vezes aproximados, estalavam carinhos limpos e mansos. Num momento de reflexão mais profunda, ela segurou-me o rosto e o beijou afetivamente.

— Ô, meu nego, você não merecia nenhum arranhão da vida. Nem um pé destroncado! E olha só, olha!

— Amor, eu sou apenas uma pessoa comum. Com os mesmos riscos que corre, tanto o Zé da farmácia, como o secretário da ONU... ou o Rivelino. Aos perigos, somos iguais.

— Psssiu! Fala mais baixo! Você acorda seus pais, seu louco. Sabe, neguinho — ela chegou mais perto do meu rosto — eu entendo tudo isso. Mas é que esses caras não me dão o que você me dá. Pra mim, você é o cara maior do mundo! É você que está comigo quando eu preciso. E fico bem. Que eu abraço quando estou feliz. É a você que eu me dou quando amo. Você é a minha vida, sabe! Você é... você... você sabe o que você é? Você é uma coisa louca, seu bobo. Por que é que você foi ficar assim? *Você!*

— Gê!... Gegeca!

Ela havia afundado o rosto em meu peito.

— Gê, olha pra mim. Amor, que é isso? Sabe, eu também me pergunto: por que eu? Não tem resposta, amor. Porque eu existo, como todos. Não há argumentos contra a vida, Gê.

— Mas a gente tem que te ver assim, sem poder fazer nada! Somos tão pequenos...

— Ô, amor, nós sempre damos um jeito diante das decisões mais rudes da vida. Nós as contornamos. E continuamos limpos por dentro, fortes, conservando o mesmo carinho, o mesmo amor...

— Você está vendo as coisas muito fáceis, amor.

— Pra você será sempre mais difícil. Você terá de aprender a me ver de outra forma. Externamente, eu serei outra pessoa...

— Mas por dentro você é maravilhoso, e não vai mudar nada! Do resto, você pode ficar bom. Tem que ficar bom! E eu estarei junto, sempre.

Do lado direito de seu rosto, a começar dos olhos, uma linha cintilante, líqüida.

— Ô, Gê, que é isso? Claro que eu vou ficar bom, eu tenho que ficar bom, poxa! Isso tudo passa logo.

Secando sua lágrima, eu falava arrastando um sorriso e falseando um pouco a voz.

— E eu sou muito forte, não sou? E é claro que você vai ficar comigo. Eu só quero isso!

Ela passou a mão em meus cabelos, e me disse pensativa:

— Estava tudo indo muito lindo com a gente... dava até pra desconfiar. Lindo demais!

— Isso tudo volta, amor.

Ela olhou rapidamente para o lado. Minha mãe havia se mexido na cama. Mas ainda dormia.

— Ô, meu nego, sua mãe quase acorda. Vamos ficar quietinhos. E você vai dormir, tá?

— Gê, amor, vê pra mim se a urina está descendo?

Ela olhou o coletor de urina, ao pé da cama, e disse baixinho:

— Tudo bem. Saco cheio, quase até a boca. Agora, fica aí, que eu vou fazer o meu xixi.

Deu-me um beijo e se foi, de mansinho, para não fazer barulho. O banheiro era conjugado ao quarto, e eu a seguia bem com o cantinho dos olhos. Antes de entrar ela se virou, mostrou-me a língua e soltou com a mão um beijo carinhoso. Aí, sumiu atrás da porta, se rebolando para me fazer graça.

Puxa! Como eu amava essa mulher!
Eu faria tudo para mantê-la comigo. Mas, conseguiria eu

agora, envolvido por tantas incapacidades, respeitar os vigorosos impulsos e ansiedades de uma mulher inteira?
Eu tinha toda a intenção de conseguir. Mas não seria fácil, pois eu a amava muito. E o amor, naquelas minhas condições, tanto pode implodir em compreensões como explodir em preocupações desastrosas.

14

Haviam sido dois meses de olhos voltados apenas ao teto e às paredes. E agora, a manivela da cama era girada lentamente, fazendo subir a parte onde eu apoiava a cabeça. Mais alto um pouco e começaram os primeiros indícios de tontura. Eu agüentei firme. Em frente à minha cama, uma janela aberta. E, de repente, o branco da parede foi ficando azul. Um azul de céu limpo. Eu o via novamente, com os mesmos olhos que ontem só olhavam para um teto branco.
E o viaduto lá fora. Erguido como um braço esticado, apoio aos automóveis que passavam com rapidez. Uns atrás, outros na frente. Era a briga pelo trânsito livre, pela chegada. No fundo, pessoas lutando pela vida, querendo chegar antes, ser os primeiros. Subi um pouco mais. Sentia forte dentro de mim quão importante na vida é uma mudança de posição.
Aí, o Edson deu mais duas voltas na manivela. Minha cabeça esfriou de repente. O azul do céu foi sumindo, ficando cinza, e em segundos tudo escureceu: eu desmaiara. Recobrei-me com a cama abaixada e eu na horizontal. O Edson ria e esparramava meus cabelos.
— Ô, Micansa, ficou de porre de repente?
Ele me chamava de Micansa, como se eu o cansasse muito pelo trabalho que lhe dava.
O Edson era um enfermeiro especializado. Fora contratado para cuidar das feridas. Personalidade efusiva e delicada. Preocupado sempre com a estética no vestir, no andar, no sentar. Sua polidez escondia alguns exageros tendenciosos, revelados pela transformação de sua voz, de tenor para contralto. Me lembro bem de seu primeiro dia. Cabeça erguida, cabelos bem cuidados. Parado, erecto ao pé da cama. Os braços caídos numa displicência calculada e as mãos juntadas na frente do corpo. Os dedos jeitosamente entrelaçados. Manhã fria, ele vestia um elegante paletó de lã creme com sutis listras brancas. Sob o colete felpudo, uma

bonita camisa rosa. Um lenço vermelho no pescoço sumindo por dentro da camisa. A calça grená, justa e bem caída.
— Quando assumo um trabalho — dizia ele — me dedico mesmo! Mas exijo liberdade total. Não gosto de fofocas nem palpites da família.
As referências sobre ele eram ótimas, e premente a necessidade de uma enfermagem competente. Assim, o Edson ficou, e foi ficando.
Depois do desmaio, ele me animava.
— Vai desistir agora, é? Vamos de novo que dá.
— Acha que vou desistir apenas por um desmaiozinho?
As tonturas não voltariam. Porque o entusiasmo em alcançar uma posição nova era grande. E eu já criara em mim uma arma valiosa: a teimosia. Por momentos a cabeça gelou. Mas eu me mantive alerta, atuante. Movia os braços, fabricava energias. Alongava o olhar, buscava cores, detalhava linhas. Eu inventava vida e potências. E a tontura se enfraqueceu e minguou.
A inclinação da cama atingiu uns sessenta graus. Altura entusiasmante para quem ficara dois meses apenas deitado.
— Essa cama está muito alta — dizia minha mãe, preocupada.
— Não é melhor abaixar um pouco?
— Nada disso. Estou ótimo, mãe! E com fome. Me dá aquele caquizão de cima da mesa.
— Mas filho, seu pai não demora com a comida. Assim você já come... ah, pronto! chegou, que bom! Trouxe tudo, Nico?
Ele sempre chegava carregando coisas. Trazia na mão direita duas panelas presas por um pano branco. Do lado esquerdo, entre o braço e o corpo, um imenso pacote.
— Trouxe, trouxe tudo! A Wanda mandou esse cobertor. Disse que fez muito frio essa noite...
Aproximou-se de mim, deu-me um beijo, e como sempre faz, desenhou um sorriso de olhos apertados.
— Como é? Firme? Sentado, hoje!
— Firme! Tudo bem. Hoje consegui ficar sentado.
— Não estranhou nada?
— Só um desmaiozinho. Mas logo fiquei bom.
— Vê se não abusa, hein! Vai almoçar assim?
— Hoje, comerei sentado!
— Ah, à noite tem Corinthians na tevê. Dá pra torcer?
— Pro Corinthians? Até sem medula.
— Vamos ver... bem, tenho pressa. Preciso pegar no borracheiro um pneu que furou de manhã. Firme, hein! Tchau.
E deu-me outro beijo.
— Ah, Nico — lembrava minha mãe — quando voltar não esqueça de trazer meu casaco verde, tá?
— Não esqueço, não.

E lá se foi ele.
Eu e ele não nos falamos muito. Mas nos entregamos em atitudes. Nunca nos sentimos perplexos, um perante o outro, porque conhecemos as capacidades de um e de outro. Este homem sempre me ensina como começar: com coragem; como continuar: com paciência; como conseguir: com vontade. Esse homem é, simplesmente, meu pai.

A fome crescera com o cheiro da sopa. Minha mãe trazia o prato cheio, saindo fumaça, como eu gostava. As colheres vinham repletas e voltavam vazias, deixando em minha boca um aspargo macio, um caldo denso e forte. Às vezes, uma camada maior de queijo aumentava o misticismo do sabor.

Eu tinha certeza que seria pelas colheres e garfos que eu me levantaria daquela cama. Só o natural refaz. Por isso eu me alimentava muito. Com gosto e entusiasmo.

Depois da sopa, um lindo risoto com ervilhas, uma salada verdinha, verdinha e um enorme bife à milanesa. Tudo prontinho para ser comido. E a mão carinhosa outra vez me alimentava. Aquela mão me trazia comida, comprimidos, sucos, frutas e um amor! As mãos dela: sempre perto, sempre prontas, sempre ágeis. Às vezes eu surpreendia seu rosto apreensivo. Olhar parado e fixo em meu corpo. A boca entreaberta, desafiante. A testa penetrada por linhas fortes. Eu sentia seus pensamentos: "Há pouco mais de dois meses ele corria, chutava bola! Andava firme, trabalhava! Como pôde, meu filho ficar assim, como pôde!" E balançava um pouco a cabeça, e fechava mais os olhos: "Mas ele tem que ficar bom! Eu farei tudo, tudo! Sou capaz de lhe dar minhas próprias pernas!"

E era mesmo. Ela me daria suas pernas, porque ela era, simplesmente, minha mãe.

15

Eu comia um caqui vermelho e doce quando o Dr. Gaspar surgiu no quarto com um sorriso jovem e amigo.

— Como é que é, garotão, tem um caqui desse pra mim? As consultas me prenderam por aqui, e lá se foi meu almoço. Mas esse caqui é como um bife. Dá pra sustentar até à noite.

Moço, informal, competente, o Dr. Gaspar sabia me mostrar as coisas e fazê-las leves e mais fáceis. Ele mordia o seu caqui, e eu mordia o meu, ao mesmo tempo.

— Teremos que comer juntos muitos caquis, João! E não serão todos doces como esses de hoje, hein!
— Pois comeremos, doutor, claro que comeremos!
Ele deu a última mordida no caqui. Lambeu com gosto os dedos, ainda com fome. E, esfregando-os nas calças, veio até a cama.
— Mas você está quase sentado?! Isto é formidável!
— É muito importante, doutor?
— Em seu caso, toda mudança é importante. Essa posição é necessária. Sua circulação tem de se adaptar às variações de decúbito. É preciso eliminar as tonturas.
— Então, é bom que eu fique bastante tempo sentado?
— Bastante tempo, não. Mas muitas vezes. Evite a permanência muito longa numa mesma posição. É melhor ficar mais vezes e menos tempo em cada posição.
— Então, posso voltar a sentar ainda hoje?
— Claro que sim. Faça as refeições nessa posição, e volte a ela mais uma vez à tarde e à noite, antes de dormir. Fique no máximo uns quarenta minutos cada vez.
— Doutor, uma pergunta: vou conseguir ficar sentado? Mas, não assim, como hoje. Quero dizer sentado, sentado mesmo!
— Olha, João, eu tenho quase certeza que sim.
Ele deu a volta pela frente da cama, e se colocou do outro lado, bem perto de mim.
— João, quero que nesses próximos seis dias você fique, o mais que puder, sentado, assim, na cama. Porque na semana que vem vamos colocá-lo numa cadeira de ro...
— Cadeira de rodas!
— Que é, rapaz? Precisamos começar a sair dessa cama. Vamos começar a trabalhar, moço! Eu quero saber da possibilidade de você sentar numa cadeira, com o tronco livre.
— E por que não estaria livre?
— Porque em alguns casos de lesões cervicais, como a sua, só se consegue ficar sentado com o tronco preso por uma faixa ou cinta ao encosto da cadeira.
— Acha que vou precisar disso?
— Tenho muitas esperanças de que você não precise.
Dizendo isso, esfarelou meus cabelos e me deu um tapa no ombro.
— Bem, moço, já me agüentou muito por hoje. Calminho, procure mudar de posição, senta bastante, que o resto é conseqüência... Como é, dona Diva, posso levar mais um caqui daqueles?
— Quantos quiser — disse minha mãe — o senhor é um amor!
Ele apanhou o caqui e foram os dois rumo à porta. Minha mãe o abraçava pela cintura, e ele brincava com o caqui. E saí-

25

ram. Lá fora, ele repetiria a ela tudo o que havia me falado. Seriam vinte minutos de perguntas minuciosas. E ele responderia a todas com paciência e atenção.

16

— Desanimado, João?
— Não, Joca, talvez surpreendido. Já são mais de dois meses nessa cama, e eu me vejo como se tivesse deitado ontem...
— Você se acha acomodado?
— Parece que estou aceitando esta paralisia. Cercado de amigos, acarinhado por todos, sorrindo pra tudo, ouvindo e contando piadas... mas parado! Paralisado, entende?
— Surpreende-lhe não movimentar as pernas e sorrir? Não caminhar e buscar amigos?
— O que me assusta é que às vezes eu me pego totalmente despreocupado com meu estado físico.
— E o que quer você? Sem poder se levantar, erguer-se diante da vida e esmurrá-la bem forte na cara? Mas os socos voltariam todos de encontro ao seu rosto, João.
— E que merda se pode fazer além de ficar estendido nessa cama? Nada! Nada!
— Muita coisa, João, muita coisa. E você já fez grande parte. Suportou a tração cervical, agora está agüentando esse colarinho. Tem virado sempre de lado para cicatrizar a ferida, tem sentado muito na cama...
— E sem tonturas!
— Tem feito exercícios com os braços...
— Todos os dias.
— E você ainda acha que está parado nessa cama?
— Verdade mesmo, é que eu pensava melhorar mais depressa. Sair do hospital sem esta sonda horrível! Não vejo a hora de urinar sem ela.
— Apenas uma questão de tempo.
— Às vezes eu me pergunto, Joca, será que em um ano eu estarei andando outra vez?
— Essas previsões são muito difíceis, João.
— Mas eu quero andar de novo, Joca, e vou andar!
— João, um dia em sua vida você quis andar, e andou. Suas pernas eram sãs, eram fortes: obedeciam-lhe. Agora, para andar, você terá que buscar pernas novas, terá de reconstruí-las. E para isso, lutar contra uma força muito grande: a natureza.

— Você está quase querendo me dizer que não voltarei a andar como antes?
— Quando você conseguir se locomover com as pernas, já terá aprendido a caminhar sem elas...

17

Eram oito horas de uma noite morna, amena. Eu estava sentado na cama, bem reto, quase a noventa graus, esperando o Dr. Gaspar. Seria colocado numa cadeira de rodas.
Na porta do quarto, a enfermeira com um recado.
— O doutor telefonou. Disse que atrasará meia hora.
— Mas esse Gaspar, hein! — reclamava minha mãe. — Te colocar na cadeira essa hora da noite! Muito melhor amanhã cedo...
— Mãe, de manhã ou de noite, é tudo igual. O que interessa é que estou bem e vou sair dessa cama pra sentar na cadeira.
Uma cadeira de rodas! Nunca me lembro ter indagado ou avaliado o que poderia representar para uma pessoa. A vida nos rouba certas reflexões, como se elas fossem tão inúteis...
E agora, eu seria colocado numa dessas cadeiras. Não apenas para sentir-lhe a maciez do assento. Não! Eu teria que usá-la mesmo! Até quando? E com tantas vontades frustradas!
O Dr. Gaspar chegou somente às nove horas.
— Puxa! Se não fugisse do consultório... nem pra casa fui. Justo hoje que combinei um teatro com a esposa. Mais uma bronquinha... E por aqui, tudo bem? Vamos pra cadeira, garotão?
— Eu estou pronto, só esperando o senhor.
Um atendente trouxe a cadeira de rodas. Sem poder virar o pescoço, eu sentia, com o canto dos olhos, seu vulto escuro.
Minha mãe e tia Ester saíram do quarto. Ficaram meu pai, o Ademar, o Silvio — outro amigo da faculdade — e o tio Adolfo, além do Dr. Gaspar. Eles tentavam me sentar na beirada da cama, com as pernas para fora.
— Doutor, mas pra que isso? Me bota direto na cadeira!
— Essa posição é necessária. Ativa mais sua circulação.
— E a sonda, doutor! Virando desse jeito, ela vai sair toda do lugar. Ai, caramba! Que droga de posição!
— Que é isso, João? — alertou-me o Dr. Gaspar — Não há nada com a sonda! Esqueça, e tranqüilo, rapaz. Só mais um pouquinho para a frente... Isso, assim! Pronto! Foi difícil?

Afinal, sentado na beira da cama, com as pernas para fora. Eu percebia, então, a flacidez de meus músculos. A barriga imensa: redonda, mole, horrível. E as pernas? Ah, as pernas! A calça do pijama era como uma folha de papel esticada na cama: pluf... sumiram as pernas!

Eu começava a descobrir minhas novas formas. Esfriou-me a cabeça, e a visão se nublou.
— Vai sucumbir assim, tão facilmente?
— Ai, Joca! Eu acho que não agüento. Eu me procuro e não me encontro. Eu não sou mais eu, Joca!
— Você não se achará mais em suas pernas, João. Coragem, homem! Esqueça-se, e encare-a. Vamos, com vontade! Ela está aí, em sua frente, e pode ajudá-lo.
— Ajudar-me? Essa cadeira, com essas rodas imensas?
— São grandes para que você possa rodá-las.
— Eu, rodar aquilo? Mas devem ser muito pesadas, Joca!
— Somente serão pesadas se você se sentir pesado. Pois será você que elas carregarão.
— Ah, Joca, não! Essa cadeira é a visão da invalidez!
— Inválido não é o que usa uma cadeira de rodas, João, mas aquele que a teme.

— Que é que há, velho! — o Ademar me sacudia pelo braço.
— Parece que está com medo dessa cadeira, cara!
— O que? Ah, não, que medo, nada!
O Silvio empurrou-a até mais perto da cama. O Dr. Gaspar e meu pai, um de cada lado, para que eu me apoiasse em seus ombros. O Ademar me pegou pelas pernas. E lá estava eu, sentado nela!
Minhas pernas bambas, ora separavam-se, ora se encontravam, batendo os joelhos. Não me parecia estar sentado. Parecia-me flutuar. Era só cabeça e ombros vagando sobre um resto de corpo inexistente. Mas ainda eram uma cabeça e dois ombros fortes.
O Ademar tentava polir um pouco aquela realidade áspera.
— Ó, velho! Vai ficar aí, parado, olhando pra todo mundo? Movimenta esse automóvel, cara! Liga esse motor!
Mas eu ouvia apenas o ruído dos olhos, que falavam sem fantasiar as emoções. Olhei os olhos de meu pai: olhar triste, de um jardineiro que via uma de suas flores com as pétalas trincadas.
— Não se apóie nos braços da cadeira — disse-me o Dr. Gaspar.
Ele ergueu meus braços uns vinte centímetros.

— Agora, tente desencostar um pouco. Aí, isso mesmo! Consegue ficar assim? Força, rapaz!
 Embora flutuando, eu me mantive desencostado, sem me apoiar. Eu ria metade, e a outra metade quase chorava.
— Então, eu não vou precisar daquela faixa!
— Pelo jeito, não. Eu já esperava isso. Fique mais um pouco assim. Você está bem, sem tonturas?
— Muito bem. E meu equilíbrio?
— É... não está mal. Pode apoiar os braços.
— Quer dizer que nada de amarrar o peito no encosto?
— Tenho certeza que não.
 Animado por essa primeira façanha, tentei rodar a cadeira: quem quase rodou fui eu.
— Cuidado, João! — O Dr. Gaspar me segurou. — Calma, rapaz!
— Eu pensei que pudesse...
— Você pode rodá-la, mas com mais cuidado. Dê um impulso mais leve. Firme-se bem no encosto e mexa apenas os braços. Tente agora, com calma.
 A cadeira rodou meio metro. Mais que isso não dava.
— Ah, essa mão direita! Não dá pra segurar a roda!
— Olha, João — me dizia o Dr. Gaspar — tente rodá-la com a palma da mão apoiada na borracha da roda. Force a roda para a frente. Alguma tontura?
— Não, nenhuma.
 Desta vez foi melhor. Rodei a cadeira desde a cama até a porta do quarto. Como era difícil rodá-la! A cadeira de rodas é a imagem perfeita da paralisia. Antes, deitado na cama, eu me sentia menos paralítico no que sentado nela.
 Perto da porta me dominou um forte cansaço.
— Acho que vou desmaiar — murmurei.
 O Dr. Gaspar manejou logo a cadeira, erguendo a parte da frente e reclinando a de trás. E assim, recostado, não desmaiei.
— Como é duro, isso! Não posso nada nessa cadeira!
— É a primeira vez, João — dizia-me o Dr. Gaspar. — Depois de tanto tempo na cama, você quer correr com essa cadeira? Hoje foi só para testar seu equilíbrio de tronco. E gostei.
— Tá vendo só, velho — gesticulava o Ademar — progressos, progressos. Já fez coisa demais, hoje!
— Coisa demais o quê? — dizia eu — Até pensei que fosse sair com a cadeira pelos corredores!
 Eu tentava, mas conseguia girá-la muito lentamente.
— Vai, cara — chacoteava o Sílvio — parece que esse automóvel está sem gasolina! Bota força nisso!
— Esse calhambeque não passa nem em cima de uma lesma! — brincava o Ademar. — Engata uma primeira, e pau na máquina!

Nossas bocas riam, mas nossos olhos continuavam esmaecidos. Cintilantes às vezes, incrédulos todo o tempo.

Enquanto eu me consumia em cima daquelas rodas, tia Ester entrou no quarto.

— Vejam só! Eu sabia que você seria capaz! Sentado, e sem prender os ombros! Que bacana! E rodando com a cadeira! Sua mãe precisa ver isso, ela precisa ver!

E saiu para chamá-la. Minha mãe apareceu pela porta. Rosto frio, meio sorriso. Olhar parado em mim. Alongado de repente até a parte de trás da cadeira: a calça de pijama, azul, já se avermelhara. Um denso filete de sangue começava descer pelo assento rumo ao chão. A ferida fora raspada.

— Eu falei, doutor! Eu pedi! — ela dizia, nervosa e exaltada.
— Eu falei para não pôr este menino na cadeira, hoje! Mas o senhor, teimoso! Teimoso! Olha aí, olha aí! E agora, doutor? E agora?

— Mas... dona Diva... — explicava o Dr. Gaspar — deve ter sido um pequeno raspão... isso é coisa que acontece...

— Eu não quero saber! A culpa é sua! Não era hora de pôr ele na cadeira! Não era hora! Parece que eu adivinhava... eu falei, meu Deus! — ela já gritava bem alto. — E agora? O senhor abriu mais ainda a ferida dele! Teimoso! Teimoso! Eu não posso ver ele assim, cheio de sangue! Eu falei, meu Deus... mas eu falei!

E saiu do quarto, continuando a gritar pelo corredor. O Dr. Gaspar foi atrás dela para tentar acalmá-la.

Ela deixava transbordar a angústia de todos aqueles dias de hospital. E, certamente, muito mais que o sangue da ferida, aquela cadeira de rodas atingira-a de chofre, sacudindo-a inteira. O sangue foi apenas o fósforo que se riscou. E ela reagiu. E nunca se pode julgar exagerada a reação de uma mãe diante de um filho nas minhas condições.

Por mais incrível que possa parecer, na manhã do dia seguinte, bem cedo, o sol acariciava as paredes de meu quarto de hospital. Eu o vi, logo ao abrir os olhos. Ele sempre volta. Eu o sentia em meu rosto, em meus ombros, dentro de mim. Ele me despertara brandamente.

18

Após oitenta dias, eu deixava o hospital de maca e afundado dentro de uma ambulância. Voltava para casa, e teria agora que viver, paralítico, nos mesmos lugares em que eu andara firme e correra.

Minha casa! De salas abertas, de quintal largo, de banheiro cheiroso, de quartos grandes e mansos. Minha casa! Da qual eu era um pouco a cozinha, a garagem, os móveis, os livros.

Retiraram-me da ambulância. Para entrar na sala, a passagem pela varanda fresca, perto das rosas. Já na sala, a paz do lugar amigo, tranqüilo, sem segredos. Num relance, o meu canto preferido, de poltronas de braços abertos. Mas os enfermeiros que carregavam a maca andavam muito depressa...

Vislumbrei rapidamente, na porta da cozinha, um rosto negro, redondo, bom. Rosto de mãe preta: a boa baiana Edwiges.

— Oi, João, como está? Que bom ver você...

As palavras derraparam nos olhos úmidos. Mas os caras não pararam. Já estavam no quinto degrau da escada. Aquela baiana, como a casa, me pertencia. Os tempos vividos fizeram-na igual a mim. E os tempos a viver a fariam maior que eu.

E escada acima, rumo ao quarto. A meio caminho, o banheiro aromático, de chuveiro forte. Subitamente, me deu vontade de me sentar outra vez em seu vaso verde...

Enfim, colocaram-me na cama. Ainda desta vez, uma cama de hospital, bem alta. Fazia-se necessário pela praticidade do tratamento comigo. Mas o quarto era o meu. Meu quarto! Quantas histórias guardadas nele. Quantas histórias saídas dele. Nada nele, além de duas camas.

Mal haviam me ajeitado, eu avistei, pela janela, o balanço do pinheiro alto. E lembrei de meu quintal de rede esticada embalando meus sonhos de fim de tarde. Quintal de bola chutada, de violão tocado, de carro lavado em dias de não fazer nada. Dos campeonatos de botão, de troféus vencidos e perdidos.

Eu retornava a essa casa. É duro ver o chão antigo e não poder pisá-lo. É bom reencontrar o quarto amigo, mas é cruel não poder deixá-lo. E em se saber que por além de sua porta havia uma profissão a ser exercida, uma faculdade a ser concluída.

Mas apenas a paralisia de duas pernas não carregaria atrás de si a inércia de um homem. Um homem: muito mais poderoso acima do que abaixo da cintura.

19

O dia transcorreu com muita gente: "O João voltou pra casa! Ora, então vamos à casa do João!" Em poucas horas, minha casa já não era somente minha. Cada um parecia um pouco dono dela. Alguns lugares de uma casa se assemelham a altares sagrados. As pessoas os invadiam, e eu sentia a profanação.

Há certos momentos em que apenas a solidão ajuda. Aquela solidão que provoca devaneio. Quando se pode fechar os olhos sem se sentir a requisição do olhar. Quando se pode calar a boca sem que a ausência das palavras nos preocupe. Quando se pode deixar entrar bem fundo em nós o silêncio da imaginação. Então, estamos a sós, mas não solitários.

Somente no início da madrugada é que consegui esse devaneio. Pude fechar os olhos, calar a boca, ouvir o silêncio. E o silêncio me vinha pela música: som de violão, lá do quarto da frente. Junto com ele, meus pensamentos.

A cachoeira, a pedra lisa, a força da água. O rosto molhado da mulher morena. E o violão: "Marina, morena, Marina, você se pintou..." Como eu amo essa música! E o mano toca gostoso, cadenciado. E o devaneio, como se eu saísse da cama, trepasse na árvore, colhesse pitanga. Deitasse na sombra, rosto pro céu, olhos no azul. E o violão chegando perto: "E assim adormece este homem, que nunca precisa dormir pra sonhar." A janela aberta. Lá fora o pinheiro alto balançava. Atrás dele, o sorriso da mulher amada. O silêncio da rua. A noite. A lua. E o violão: "Ah, se eu te pudesse fazer entender... meus olhos choram a falta dos teus..." E eu sonhava: as ondas, os barcos mansos, o mar imenso. As noites de incenso. As negras de branco, mangas largas, cabeças puras. No violão: "Coqueiro de Itapoã, coqueiro. Areia de Itapoã, areia... saudade de Itapoã, me deixa." A relva, os ranchos. Montanhas, eu indo, vindo. Correndo, correndo. Os galos, os passarinhos, os cavalos. O orvalho do interior. Seis horas, o leite. A teta da vaca, a grama molhada. A corrida graciosa, a calça rancheiro, a blusa entreaberta. Os seios da amada. O amor de manhã, bem perto do leite. E a música: "Não chore ainda não, que eu tenho um violão, e nós vamos cantar." Eu me transportava. Madrugada paulista, os bares iluminados. Mulheres louras, cabelos nos ombros. Bundas em alvoroço. Risos altos, abraços. Gente da pesada. São Paulo de sol noturno. E me rolava uma lágrima. De saudade, não de desespero. E a música me chegava mansa pelos dedos do irmão: "Em cada palmeira da estrada, há uma moça recostada. Uma é minha namorada. E essa estrada vai dar no mar." As estradas de terra, os caminhos escondidos. Os morros de pedra. As praias virgens. Eu descalço, inteiro na vida, na lida, no sol. E as cordas do violão: "Eu não estou indo embora. Estou só preparando a hora de voltar..."

O violão parou. O silêncio e eu estranhamos. O mano botou a cabeça pela porta do quarto e me esticou um olhar comprido. Eu lhe fiz um sinal com a mão. Ele entrou na ponta dos pés, sem sapatos. Minha mãe acomodara seu cansaço na cama ao lado e adormecera. Violão ainda na mão, ele se aproximou e me sussurrou:
— Pensei que você tivesse dormido. Como é? Gostou?
— Você acha que eu ia dormir com essas músicas todas?
— É que não teve mais nenhum barulho por aqui...
— Eu estava ouvindo e vivendo as coisas. Maravilhoso! Só que faltou aquela da Lia...
— Ah, é mesmo!
Sentado ao pé da cama, violão na coxa, começou baixinho: "Eu tava na beira da praia ouvindo as pancadas das ondas do mar. Essa ciranda quem me deu foi Lia, que mora na ilha de Itamaracá..." E ia macio, balbuciando a melodia, quase cochichando as palavras.
— Lindo! — exclamei — Me lembra Lia. Tão suave, e bonita!
— É tema folclórico. Canto de pescadores, sabe.
Ele desceu da cama, deu dois passos. Virou-se, mais dois passos. Indeciso, encostou o violão na parede. Então eu lhe falei:
— Não vai sair, hoje?
— Não sei, sabe... Como é que é? Você tá legal?
— Não te preocupa com isso! Estou ótimo, sem problemas.
— Não... é que eu pensei que...
— Olha, cara, vou dormir tranqüilo. Já fez muito por mim, hoje. E tua vida? Você tem seus lugares pra ir...
— Eu não deixei de vivê-la, não. Mas é que hoje...
— É uma noite como as outras, até melhor. Estou em casa, e muito bem! Esta cama é só um artifício. Estou nela apenas fisicamente, lembre-se disso.
— Bacana ouvir isso. A gente fica menos preocupado.
— E quanto menos você ficar, eu me sentirei melhor. — Aí eu peguei no braço dele. — Quero te ver livre como sempre foi. Me faz bem te ver vivendo normalmente. Te ver cantando, tocando. Te ouvir contar as transas de tuas noites. É assim que te quero!
— Mas pode ser que essa noite eu queira ficar em casa...
— Ah, eu duvido muito! Você está com tachinhas nos pés. Vai embora, cara. Te manda, some daqui!
E balançando o corpo propositalmente, como um meninão sem jeito, apanhou o violão e foi dizendo:

— Tá bom, tá bom. Já que é assim, eu vou embora...
— E vê se não demora pra sair, hein!

Ele vestiu uma camisa, calçou os sapatos e voltou segurando o violão, agora já dentro da caixa. Beijou silenciosamente minha mãe e me deu um toque carinhoso no ombro.

— Bem, velho, vou me mandar. Segure as pontas aqui, que eu seguro lá fora.
— Quem soltar primeiro, o outro ajuda a apanhar de novo, tá?
— Assim será, meu irmão. Assim será. Té amanhã.

E ele ia, conservando sua liberdade, e me deixando feliz por vê-lo como ele sempre foi: solto, livre, gloriosamente livre.

20

Manhã, meus olhos abertos. Janela fechada. — "Abre a janela! Luz natural neste quarto!" — O dia exige janelas abertas.

Por volta das sete horas: mamão com açúcar e limão. Dois ovos cozidos — quando de codorna, eram seis — bem durinhos. Um café com leite empolgante, daqueles cremosos. E às vezes, ainda, um copo de coalhada. Eu me queria sempre muito bem alimentado.

Depois, um supositório bem aprofundado em meu ânus para estimular o intestino, que só funcionaria após uma ou duas horas.

Toda manhã o Edson me dava banho e cuidava da ferida. Ele chegava sempre falante e rebolativo.

— Ôi, Micansa. Tá duro pra sair? Vê se caga logo, tenho pressa!
— Saiu um pouco. Mas tem de esperar, se não, já viu...
— Eu vou ferver os instrumentos. Mandaram esterilizar a sonda? Hoje será trocada.
— Nada disso! Nem faz dez dias que trocou essa aí!
— Problema teu, querido. Essa sonda está mais pra lá que pra cá. Viu que ontem quase entupiu, né?
— Faz uma boa lavagem nela, e pronto! Não é possível que uma sonda dure só dez dias.
— Mas você é cabeçudo, hein! Depois, seu pai me telefona de madrugada: — "Edson, entupiu a sonda do João!" E meu sono, pra cucuia...

Ele tinha razão. Eu saíra do hospital com uma forte infecção na urina, e o excesso de cálcio já entupira várias sondas.

Fiz um cocô bonito. Saiu fácil, gostoso, em grande quantidade.

O Edson me limpou. Quando não era ele, era minha mãe. Depois do banho e da sonda lavada, os cuidados com a ferida. Tesouras e gazes, pinças e algodões, líqüidos e pomadas: tudo pronto. E as mãos do Edson trabalhavam. Com a pinça, ele enfiava um chumaço de gaze bem lá dentro de mim. Era um buraco enorme.

— Está funda ainda, não Edson? — perguntava minha mãe.
— Muito. Mas a pinça já entra menos. Tem carne subindo.
— E essa crosta preta em volta? É assim mesmo?
— Vou cortar já-já. Deixa limpar antes lá dentro.
— Vai cortar o quê aí atrás? — eu perguntava, apatifado.
— Bonzinho, aí, Micansa — dizia o Edson. — Nesta hora você não fala. Dona Diva, por favor, a tesoura.

A cicatrização das escaras difere da das outras feridas comuns. Forma-se constantemente uma casca escura que, se não removida, impede a reconstituição dos tecidos.

E o Edson a removia, cortando-a com cuidado. Eu sentia nessa região um formigamento avantajado. Uma sensibilidade mínima. Percebia o repuxo da pele a cada corte da casca. Chegava até a sentir dor... psicológica, e tão forte! Parecia que toda minha bunda estava cheia dessa casca podre.

— Ô saco! Chega com isso! — gritei. — Amanhã tira o resto, hoje chega, chega!

Mas a tesoura continuava lá atrás: repuxando, cortando, limpando tudo.

— Porra, Edson! Já falei pra parar, caramba!
— Agüenta aí, Micansa. É melhor tirar tudo hoje — e ia cortando, cortando — assim fica tudo limpo e cicatriza logo.
— Então, puxa devagar! Não tem mais fim essa casca!
— Pronto! Todinha fora. Por que esse escândalo? Você não sente dor nenhuma!
— Você é que pensa. É um negócio que arde lá no fundo...

Era uma dor esquisita. Não era dor local, nem física. Dor provocada muito mais por essa ferida existir em mim do que pelo fato de ela doer realmente.

21

Reabilitação: meu objetivo maior desde o primeiro instante em que me reconheci um paralítico. E esse objetivo apossou-se totalmente de mim após o início efetivo da fisioterapia.

Apesar de todas as dificuldades, eu teria de andar novamente.

Por isso, era para mim a própria vida ver minhas pernas serem movimentadas. Ia mentalmente de encontro aos músculos. Eu os estimulava a cada movimento. Eu até dialogava com eles, porque me havia imposto a responsabilidade de curá-los.

Pele morena, sergipano calado, circunspecção calculada atrás de óculos de aros finos e brilhantes. Testa ligeiramente calvejada. Gestos educados, falar tranqüilo. Sem esbanjar sorrisos, um autêntico boa praça. Ex-seminarista, o Antonio era agora um fisioterapeuta convicto e eficiente.

— Podemos começar, seu João? Está acomodado?

As mãos do Antonio: ferramentas que me faziam andar na horizontal. Movimentavam-me os pés, as pernas, as coxas. Flexionavam e estendiam músculos dormidos, a fim de despertá-los, quem sabe um dia, quem sabe quando.

Eu procurava sentir e mexer meus músculos. Mentalmente, era eu mesmo quem dobrava o joelho, esticava a perna, abria lateralmente a coxa.

São suaves os movimentos do corpo humano. E tão estético um levantar de perna, um flexionar de coxa. Admirava a fluidez do mover, mesmo em minhas pernas finas.

Mas em alguns momentos, me pegava realista e contestador. Que fragilidade, a desse perfeito sistema muscular! Um simples deslocamento de vértebra, e ele se desmorona. Muito frágil essa perfeição, muito frágil...

E dentro de mim, o Joca equilibrador:

— O perfeito é sempre frágil, João. Mas a fragilidade da perfeição de seu organismo sucumbe diante do poder de reconstituição, próprio do que é perfeito.

— Qualquer poder é fraco diante da impossibilidade, Joca.

— Mas não diante da dificuldade. O que se lesou em você é só difícil de se reconstituir, mas não impossível.

A flexão da coxa, a extensão da perna. Pelas mãos do Antonio, a cadência infatigada de meus músculos: quadríceps, sartório, glúteos, senhores adormecidos em meu interior tão vivo!

— Você sabe, João, que o quadríceps é chamado o músculo do chute?

— Quantos gols eu fiz com ele! Você já jogou bola alguma vez, Joca? Fez algum gol em sua vida? Ou nunca sentiu o arrepio de fazer um gol? O gol é um bálsamo de alegria e liberdade. Desde o barulho seco do chute: *pôc*. Depois, a trajetória da bola, rápida, enviesada. A torcida pra que ela atinja o canto certo. E o goleiro se esticando, quase a alcançando... mas ela passa! Agita a rede lá no alto, e desce mansa pro chão. É gol! Desde o chute até o balanço da rede, são os segundos mais emocionantes da vida de quem consegue marcar um gol. Um gol é um abalo, uma sacudida, uma lavagem!

Eu sentia os movimentos dentro de mim. Uma sensibilidade indefinida, mortiça, bem lá no fundo do pé, da perna, da coxa. Como se ouvisse um som de muito longe, abafado por paredes grossas. Ah, essas paredes tinham de ser derrubadas, nem que fosse um tijolo por dia...

Possuía uma fé muito grande e uma esperança imensa de que os movimentos feitos pelo Antonio em minhas pernas as tornariam musculosas, tanto que algum dia me fizessem andar novamente... ou quem sabe até voltar a marcar um gol.

22

Um advogado que ainda corre atrás de balões. Assim é ele. Nariz grande e vermelho. Cabelos espalhados apenas com os dedos. Troncudinho, pele branca, andar inquieto. Ele é tão gozado! e tão amigo!

Na primeira noite de hospital, ele ficara em minha cabeceira como um guerreiro afugentando a morte. Enxugava meu suor, dava-me água, falava baixinho, como querendo entender se aquilo tudo era mesmo verdade.

Raros os dias em que ele não aparecia, ou para contar um caso rápido e ir embora, ou para ficar horas e horas ao meu lado amenizando os longos minutos de minha paralisia.

Dedé, o bom. Dedé, o simples. Dedé, o amigo.

Numa noite de junho ele chegou em casa esbaforido. Subiu correndo as escadas e entrou em meu quarto com olhos de menino. Aproximou-se da cama com as mãos para trás.

— Consegui, mestre! Adivinha o que eu te trouxe?

Eu não podia controlar o riso. Ele estava descalço, com uma calça branca arregaçada nos joelhos e suja de lama. Sem camisa, e com um surrado paletó quase vermelho que fora tirado de um calouro da faculdade. O rosto vibrante de felicidade.

— Pára de rir, mestre! Diga o que é, pensa um pouco!

— Não dá, Dedé — eu continuava rindo — nem imagino!

Então ele me mostrou lentamente um pedaço de papel dobrado. Afastou-se um pouco da cama e começou a desdobrá-lo. Seus olhos vibravam a cada espaço de chão coberto pelo papel. Era um balão imenso, vermelho, azul e branco.

— Peguei aqui perto, mestre! Agorinha! Lindo, não é?

Inteiro no chão, ocupava a extensão de uma parede.
— Olha só! — me dizia o Dedé, emocionado. — Parece uma baleia adormecida. Puxa, mestre! Pensei que não ia pegar nenhum este ano. Céu vazio. E hoje apareceu esta beleza, caindo suave, tocha apagada. E eu sozinho, mestre! Se eu não estou lá, ele cai na lama. Ainda sujou um pouco esse lado aqui, olha. Eu trouxe direto pra você. É seu.

Pulou ao meu lado e me beijou na testa.
— Gostou, mestre? Incrível, ele, né?
— Claro que gostei. Mas é muito mais seu do que meu.
— Um balão nunca tem dono. Ele é a própria liberdade. Fica com ele até ele subir de novo.

Agora, de cócoras, o Dedé alisava-o como se acarinhasse um cão de raça. Eu admirei-lhe a ternura.
— Quantas vezes você já se sentiu um balão, Dedé?

Deitou na cama ao lado da minha. Abriu bem os braços. Seus olhos brilhavam.
— Tantas vezes, mestre, tantas vezes! Um balão de cores que mudassem com o vento. Quanto mais alto, mais luminoso. De movimentos leves, desenhando no céu escalas musicais. Um balão que não caísse mais...

Então ele fechou os olhos e calou-se pensativo. E foi sumindo o sorriso de contemplação que lhe rodeava a boca. Virou-se devagar, encolheu as pernas e sentou-se. Apoiou os cotovelos nos joelhos e escondeu o rosto entre as mãos. A voz lhe saía abafada, quase trancada.
— Mas o que sou eu, mestre? Um homem apagado e dirigido. Sou um antibalão! — espalmou as mãos pelos cabelos e me olhou firme. — Todos nós somos, todos nós! A vida nos dirige e nos apaga. Ou sei lá o que nos apaga. Só sei que sou o que não quero ser. E a gente insiste em prosseguir do mesmo jeito... quero ver balões no céu e não vejo mais. Quero jogar bola e asfaltam os campos em que eu jogava. E de repente vou parar na delegacia porque me pegam namorando dentro do carro. Namorando, mestre!

Aí, ele deitou de bruços, a cabeça enfiada no travesseiro.
— Mas, trabalhar é permitido. E eu trabalho, só trabalho!

Saltou rápido da cama. Em pé, com as mãos no peito, falava alto, num desabafo.
— Pelo menos aqui em seu quarto eu posso entrar sujo de lama, te trazer um balão e dizer bem alto que eu queria ser livre como ele.

Dançando o balão no ar, ele tentava enchê-lo. Mas faltava espaço no quarto para movimentá-lo.
— Você não vai conseguir, Dedé — eu falei — O ar que tem aqui não dá pra encher isso tudo...
— Eu só queria que você visse a imponência dele em pé. Olha,

mestre, é só arrumar essa boca, fazer uma tocha maior, e a gente solta o bicho aí no quintal. Enquanto ele sobe, você vai sentir de perto o prazer da coisa proibida.

Eu gostava tanto de ouvir o Dedé, acho que é o mais brasileiro de meus amigos...

23

Após cinco dias de Parati, ela surgiu no quarto com o rosto atrás de uma rosa. Jogou-me a flor, sentou-se na cama e me deu um beijo longo, de carinhos acumulados. Quase perdi o fôlego.

— Puxa, menina! Que saudade de você!
— Eu também tinha, seu bobo! Mas precisava de uma prainha. Que sol maravilhoso, nego! Quer ver só?

Ela ficou de pé em minha frente. Deitado de lado, eu a via de baixo para cima. Lá no alto, seu rosto amorenado. Os cabelos desalinhados. A blusa leve marcava-lhe os seios de bicos rijos.

— Quer ver? Quer ver como me queimei?

Levantando a saia, ela me mostrou a diferença de tom da pele que ficara coberta pelo biquíni.

— Você está muito longe, — falei, ansioso.

Ela chegou bem perto de mim. Com a mão esquerda acariciei-lhe a perna, até a coxa. Lisa, macia. E já as pontas dos dedos nas bordas da calcinha azul. Um azul manso, oportuno. Por trás e pela frente, ziguezagueei suas coxas tensas e arrepiadas. E pressionei levemente seu centro montanhoso.

— Cuidado, amor — disse ela — pode subir alguém e...
— Ninguém vai subir... a gente escuta os passos.

Ela me acariciava os cabelos.

— Onde vai com essa mão, amor?

Eu dedilhava seus pêlos por baixo da calcinha. Ela sentou-se junto a mim. Beijava-me seguidamente. Eu a procurava pouquinho por vez. Senti-lhe crescer a vontade de ser tocada. Suas coxas semi-separadas permitiam um espaço maior. A saia levantada. O lindo contraste da pele queimada com o azul da calcinha. E protegida por esse azul, uma rosa de pétalas macias.

A paraplegia divide o homem. Tudo fica pela metade. O homem-espírito é o mesmo. O homem-vontade é o mesmo. O homem-amor é o mesmo. Mas ele não move o homem-pernas, o homem-coxas, o homem-sexo. Embora juntos, estão separados! E ao lado, uma mulher que se entrega ansiosa. Pronta para ser amada e possuída. Um homem paraplégico tem de aprender a amar com a imaginação.

Sepetiba: litoral ainda virgem do Rio.
Havíamos passado a manhã inteira sob um sol de 40 graus. Escalando pedras e ajudando os pescadores a consertar suas redes. Depois do almoço, ela adormecera na cama, e eu na grama do jardim. Quando acordei, o sol já era vermelho, crepuscular. A brisa muito quente. O mar, as árvores, a mansidão do lugar sugeriam algo empolgante.
Entrei no quarto: ela dormia. O rosto sereno, lábios entreabertos. Um braço pendido fora da cama. Uma perna estendida, a outra dobrada. As coxas levemente abertas. Ela amarrara um lenço em volta dos seios.
Ajoelhei-me perto da cama, contemplando-a. Invadia-me a doce certeza de que a possuiria quando quisesse. Beijei-lhe os lábios, ela entreabriu os olhos. Acarinhou-me o queixo e virou o rosto. Estava algo acordada. Devagar, puxei o lenço e desnudei-lhe os seios. Beijei levemente os mamilos, ainda adormecidos. Ao contato de meus lábios, eles começaram a despertar.

Em meu quarto de paraplégico, as lembranças se confundiam com a realidade. Ao invés de buscar a rosa, fui em direção aos pêssegos. A blusa leve, fácil de manejar, subiu logo. E os pêssegos à mostra, prontos para serem saboreados. Eu os amava tanto! porque eram ela própria. E meus lábios degustavam as frutas com amor e carinho.

E voltava Sepetiba.
O ar e os corpos muito quentes. Eu deitara ao seu lado e beijava-a desde os cabelos até a cintura.
— Amor... não demora, me faz amor...
A voz dela, sonolenta e quebradiça... Quando se ama uma mulher, basta ouvi-la e nos erigimos inteiros.
Eu iniciei a descida de seu biquíni. Já abaixo dos joelhos, ela me ajudava, ansiosa. Com o pé esquerdo terminou de soltá-lo da perna direita. Seu rosto girava excitante no travesseiro. Então, comecei a cuidar de minha nudez.

E agora, paralítico, eu conservava a mesma vontade por aquela mulher. Dos seios, acariciei-lhe a cintura, o umbigo e afinal, o lacre cor do céu. Comecei a baixá-lo. Ela se ergueu um pouco para facilitar a descida. Sua voz era lenta, ansiosa.

— Incrível, você, neguinho. Devagarzinho, consegue tudo...

O azul do céu, já meigo no chão. Uma calcinha de mulher, no corpo ou fora dele, conserva sempre a presença de quem a usa. Ao retirá-la senti a mesma vibração interior de outras tantas vezes. Mas agora não havia pênis em ereção. E por isso não amar? O amor está em cada pedaço do corpo. Face contra face, e está-se amando uma mulher. Lábios nos ombros, nos lábios, no colo, nos seios, e se ama uma mulher. E a procura da rosa é a procura da mulher amada em seu casulo mais sensível, em seu recanto definitivo. E a rosa lá estava, à espera do toque de amor.

Sepetiba: nós já pertencíamos à nudez dos espíritos e dos corpos. Eu já estava por cima dela. Suas pernas generosamente afastadas. Meu pênis pujante e ao mesmo tempo dócil. E ela facilitando a introdução macia em seu interior quente e compressivo. O pássaro na flor, volteando as pétalas. Indo e vindo, numa contínua dança-fálica. O comando de um ato de amor é inebriante. Meu pênis descansado dentro dela, que se mexia e me enlaçava forte. Então, recomeçava. A brisa quente do dia-noite nos impregnava de sublime animalismo. Trouxe o pássaro até a borda. Rocei-lhe o bico numa pétala, e bastou. As comportas se abriram em mim. Aí, o introduzi todo, bem lá no fundo dela.

E nossos líqüidos densos se encontravam num incontido êxtase lírico.

E em meu quarto, incrivelmente paralisado, eu a amava com o mesmo desejo e mesmo carinho.

Aproximei minha mão de seus pêlos quentes. Por entre as folhas, a primeira pétala. Ela se entregou mais, num quase gemido pelo primeiro achado. E outra pétala, e mais uma. Meus dedos: estames agitados em torno do pistilo daquela rosa.

E continuava a despetalagem. Ela sentou-se mais para baixo, oferecendo-se melhor, alargando os espaços. A honestidade de nossos sentimentos nos fazia viver um ato de amor total, de corpos unidos, movimentos completos. Dentro de nós a grandiosidade de ser no amor como tínhamos sido sempre.

Os estames se aprofundavam até o interior da rosa, e ela desabrochava sensível abrindo suas pétalas. Eu as tocava em suas bordas, em seu centro, em seu fundo.
— Ô, neguinho! Continua... assim... assim, amor!
Eu preparei a rosa, acariciei suas pétalas, rocei levemente seu pistilo. E o orvalho de amor correu por suas pétalas excitadas. Em meus dedos, seu perfume mais essencial. Mas dos olhos dela corriam duas gotas salgadas em direção à boca. Eu recostei seu rosto em meu travesseiro.
— Amor meu, por que isso agora?
— Ô, meu nego, não sei se é prazer ou saudade... eu choro... porque te amo.
E ficamos por um momento apenas respirando-nos por um tempo enorme.
— Gê — eu lhe disse — apaga a luz do corredor.
Ela ajeitou a blusa, apanhou a calcinha do chão e deixou-a em cima da cama. Enquanto ela apagava a luz, eu beijava profundamente aquela calcinha, como se beijasse ela mesma. Depois, recostada em mim, ficamos os dois no escuro, mansos, olhando-nos com carinho bem dentro de nós mesmos.

24

Em casos de tratamentos longos, há pessoas cuja única função é indicar médicos milagrosos.
— Dizem que é uma sumidade...
— E fez andar um rapaz que nem abria os olhos!
— Em quanto tempo? — perguntava minha mãe, interessada.
— Só sei que o rapaz está andando.
— Mas, mãe — eu retrucava, desconfiado — o doutor Gaspar já disse que isso é muito lento. Pra que chamar outro? Só pra ouvir as mesmas coisas!
— Mas, filhinho, não custa, ele pode te fazer andar logo...
— Eu chamaria amanhã. Dizem que faz milagres!
...e foi chamado o grande médico.
Após os habituais testes de reflexos e sensibilidade, eu fora sentado na beirada da cama, com as pernas para fora. Os olhos daquele homem submersos no fundo de duas lentes muito grossas. Com as mãos em meus ombros ele me falava ponderadamente.
— Meu jovem, com meu sistema de tratamento eu garanto que em um ano e meio... ou dois anos... você andará novamente.

Sentada ao meu lado, minha mãe levantou-se empolgada.
— Um ano e meio, doutor? Ah, eu nem acredito! E o senhor garante que ele volta a andar como antes, em um ano e meio?
— Ou dois anos, minha senhora. Isso dependerá muito de seu filho. Da ajuda que ele poderá nos dar.
— O tempo não importa, doutor. Basta que ele volte a andar como antes. O senhor disse que...
— O que eu quis dizer, minha senhora, é que eu garanto que em dois anos ele possa se locomover com independência. Isto é: que ele consiga uma locomoção por força própria. Mas apoiado em duas muletas ou duas bengalas.

Sufocada em seu entusiasmo, ela sentou-se outra vez.
— Mas, doutor... puxa! Andar com muletas! Eu pensei que... mas quem sabe, Deus é grande e Ele...
— Quanto a Deus tudo pode acontecer. Eu me baseio em minhas experiências. O caso de seu filho é muito grave. Lesão muito alta, de recuperação limitada. Mas ele, seu filho, poderá fazer muito mais do que qualquer médico — e voltando-se para mim, disse: — Por isso, meu rapaz, tudo depende de você.

Eu ouvia calado. Não havia nada a dizer. "Tudo depende de você" — me dissera aquele homem: não me revelara nenhuma novidade. Isso eu já sentira desde o primeiro dia de hospital. Tudo dependeria de minha vontade de lutar, de transformar as coisas. Aquele homem não trouxera a fórmula mágica para me curar. Ele era apenas um médico diante de uma lesão medular muito grave. Suas palavras seriam ratificadas depois pelo doutor Gaspar, que só discordara do tempo: "Nesses casos — disse ele — não se pode fixar um período de recuperação. Poderá levar dois anos, como três, ou um apenas. Tudo dependerá de você". Tudo dependerá de você. Mais uma vez eu ouvia essa frase.

Enfim, aí estava a realidade: ardente, em carne viva. Eu respeitava as previsões dos médicos, mas me atirava inteiro em busca da quebra desses limites.

Eu dispunha de todas as ferramentas para essa luta. Desde as mãos da Zéfina no preparo de comidas fortes, até às do Edson nos cuidados com minha ferida. Desde o sorriso bondoso e prestativo da Edwiges, até as estórias suaves do tio Mário. Desde o amor e dedicação irrestritos de meus pais — ah, esses pais meus! — até o envolvente entusiasmo de meu irmão pela vida. Desde o apoio ilimitado dos amigos, até o carinho generoso da mulher amada. E a constante contribuição da família: esta pedra enorme que queremos derrubar, mas que sempre nos serve de trincheira no momento do ataque inimigo.

E entre todas, a ferramenta que eu julgava a mais efetiva: as mãos do Antonio. Porque me dava a mais direta sensação de cura e de movimento. Porque me fazia mexer as pernas, e eu me sentia andar um pouco quando elas trabalhavam.

— Quanta ginástica, hein, Joca!
— E será sempre pouca, João.
— Não vejo melhora nenhuma...
— Não se vê a árvore crescer, e ela cresce.
— Mas os músculos não reagem! A gente participa, ajuda, faz os movimentos... eu tento mexer um dedo, e não mexe! Mexer uma perna, e não mexe! E olho minhas pernas, tão finas e moles. Parecem mortas!
— Mas não estão, João! Dentro delas há músculos se refazendo. Lá dentro está você, agindo, criando forças e vida...
— Vida? Há vida nesses músculos inertes?
— A vida não está apenas na realidade perceptível, João. Existe também na possibilidade concebível. E essa possibilidade está em você, latente, viva. Essa possibilidade possui vida! E só você pode torná-la realidade.

Eu acreditava sempre na possibilidade de ativar outra vez minhas pernas. Participava cada vez mais das ginásticas. Fazia com a mente todos os movimentos que eram feitos nas pernas. A realidade de pernas fortes parecia criar vida dentro de mim, todos os dias.

Além das pernas, eu teria que fortalecer também os braços. Eu transportava para eles toda vontade que tinha de movimentar as pernas. Sentado na cama, segurando um peso em cada mão, eu os movimentava intensamente em vários tipos de exercícios.

Na paraplegia, cogita-se sempre da recuperação das pernas. Mas serão os braços, sem dúvida, os comandantes físicos do corpo. Meus braços: minhas novas pernas. Eu teria de torná-los fortes, capazes de me sustentar e me locomover através de duas muletas.

Eu movimentava os braços sempre com muita energia e entusiasmo. E via, lá embaixo, minhas pernas finas, paradas. E o contraste me chocava.

— Eu pareço uma ilha, Joca! Sou só braços e cabeça!
— Não há continente mais poderoso que uma ilha fortificada.

25

No céu, um azul de alegrar os olhos. O sol me atingindo em cheio. Pela primeira vez após paraplégico eu o recebia tão intimamente. Eu, fora da cama!

Havia uma sacada no quarto da frente. Pequena, mas naquele

dia me parecia uma imensa varanda de casa de fazenda. Cercada por campos verdes e montanhas altas.

Essa sacada me acolhera em dia de sol. Eu estava fora da cama, mas aprofundado numa cadeira de rodas! Assento de couro, macio, cheirando novo. Encosto confortável, bem alto para me acomodar melhor. Rodas silenciosas, aros brilhantes. Pedais dobráveis. Braços móveis para que eu lhe entrasse e saísse mais facilmente. E um breque muito firme. Uma fofura de cadeira de rodas!

Eu poderia fazer dela um trono, e me sentir um rei. Atendido sempre nas mínimas vontades. Comportamento perigoso e egoísta. Um paraplégico não deve usurpar do direito de não andar. Mas poderia, por outro lado, transformá-la numa cadeira elétrica, homicida. Esperar a cada momento a descarga fatal. Comportamento covarde. Sucumbimento total. E poderia ainda, acomodado em seu conforto, ir em frente, me lixando para a vida. Comportamento amorfo, opaco. Uma fuga sem rumo.

Eu deveria fazer dessa cadeira apenas um meio de locomoção. Continuar a ser um homem, mas agora sentado numa cadeira de rodas. Não por uma necessidade momentânea, mas por uma incapacidade física, quem sabe permanente. Permanente: que permanece, que fica, que marca. Permanente: seria sinônimo de imutável? Certamente que não. Um homem paralítico ainda é um homem vivo. Ele não se movimenta todo, mas pode provocar movimentos. Não fica em pé, mas pode se agigantar.

— Mas um homem não foi feito para uma cadeira de rodas, Joca!

— A cadeira de rodas foi feita para um homem paraplégico. Ela liberta suas mãos, João.

— Como se isso me fizesse esquecer as pernas...

— Em que lhe serviam as pernas na sua profissão de economista?

— Ora, Joca, que pergunta! Elas me faziam andar...

— Função simplesmente locomotora. E os planos, e as conclusões estatísticas, e os estudos de mercado, como eram feitos?

— Bem, tudo isso se faz com a cabeça...

— E a demonstração visual disso?

— Com as mãos, claro.

— Então, um economista com um dedo indicador quebrado é muito mais paralítico do que se fosse um paraplégico.

— Mesmo nessa cadeira?

— Essa cadeira não é apenas receptora de paralíticos, João. Ela lhe preservará sempre o que para um homem representa essencialmente vida: a cabeça e as mãos. Você as terá livres, capazes para criar, idealizar e trabalhar. E isso é ser um homem!

— Engana-se, Joca! Um homem tem seus limites muito além

dessa cadeira. Os pés nas areias. Os mergulhos no mar. As peladas de praia. As cachoeiras. Ah, tudo tão distante dessa cadeira! Misturar-se com os outros nas ruas. Viajar na carroçaria de um caminhão. Trepar numa árvore, correr com uma criança. Essas coisas, Joca...
— Essas coisas todas são...
— São supérfluas, vai dizer você. São secundárias, materiais. Mas foram criadas pelo próprio homem. Estão ligadas a mim por minha própria natureza. Eu as criei dentro de mim porque sou um homem e não nasci grudado numa cadeira de rodas.
— E justamente por ser um homem, conseguirá substituí-las.
— Destruindo minha própria natureza!
— Não. Essa será sempre preservada, mesmo numa cadeira de rodas. Apenas construindo uma natureza nova.
— Mas, que facilidade, hein, Joca! Como se fosse levantar uma parede... Joca, às vezes você me parece tão ingênuo...
— Estou sendo apenas simples, João. É que a simplicidade sempre nos surpreende pela forma direta como ela nos mostra as coisas.

No céu, o sol cumpria seu trajeto. Eu já estava na sombra do telhado da casa vizinha. Ajeitei a cadeira mais para a direita e o sol me apanhou inteiro outra vez. Naturalmente, eu saíra da sombra para o sol através de uma cadeira de rodas.
— Joca, quem inventou a cadeira de rodas?
— ....
— Hein, Joca? A cadeira de rodas, quem inventou?

26

O importante da reabilitação física é que ela evolui tão lentamente, que dá oportunidade ao espírito de procurar novas formas de vida. O espírito é estimulado a sustentar a ausência física.

Reabilitação é tudo que envolve a estruturação de um novo homem. É toda ação capaz de fortalecê-lo. Na paraplegia, reabilitação é toda atividade geradora de uma potência capaz de substituir as pernas.

Eu lia Dante, e me espantava um pouco: pela liberdade renuncia-se à própria vida.

Eu conhecia Cervantes e me sentia Quixote. E quem não se

sentiu Quixote algum dia? Só que meus moinhos giravam mais brandos.

Eu ia até Shakespeare e me deslumbrava.

Mas também catava feijões para fortalecer os dedos da mão. E pensava na vida, crescia um pouco mais, me localizava. Observava que a paralisia me permitia parar e olhar para os lados. Ação difícil para quem tem pernas velozes.

Aceitava-me paraplégico, mas combatia a paraplegia.

Ouvia Beethoven pela primeira vez. E às vezes, ao sol, eu começava a gostar de desenhar.

Escutava Chopin e Bach, e me encantava. Eu estivera tanto tempo tão distante destas vidas, tão vivas!

Eu enriquecia meu avesso tão importante. A cadeira de rodas me possibilitava incursões surpreendentes. Mesmo sentado, eu recompunha meus pedaços ativos, e o ajuntamento deles me andava sem pernas. Eu começava aprender a andar sem elas.

Lá embaixo, na calçada, passou uma menina com roupa de colégio. Sorriu-me, e eu lhe sorri. Aborreci-me por não poder segui-la. Senti falta de minhas pernas... Mas todo aprendizado é palmilhado de incertezas, enquanto aprendizado.

27

"A micção normal só pode ocorrer quando o soalho pélvico, a parede abdominal e o diafragma são normais. Antes da micção, o diafragma e os músculos da parede abdominal contraem-se, a pressão endo-abdominal eleva-se e os pubococcígicos se relaxam. Então, o colo da bexiga se desloca para baixo e ativa a contração do detrusor, que se constitui no esfíncter da bexiga. Ao mesmo tempo, as fibras longitudinais se contraem, encurtam a uretra e alargam e abrem seu óstio interno. A. urina é, então, expelida da bexiga".

E assim se urina, normalmente.

Mas a micção pode sofrer perturbações neurológicas. Dentre elas, o meu caso: "transecção ou compressão da medula espinhal acima dos segmentos sacrais. Perde-se a sensibilidade e o controle voluntário, mas os arcos reflexos mantêm-se intatos — resulta, daí, uma bexiga medular automática".

Numa certa manhã, acordei cercado por uma poça de urina. O lençol todo encharcado. A sonda entupira, e a urina saíra pelo canal natural, pela uretra. Eu urinara naturalmente. A bexiga fora exigida, e funcionara. Maravilhoso acordar todo urinado. Consultado o urologista, disse ele: "Bom sinal. A bexiga está querendo trabalhar novamente." E já no dia seguinte, bem cedo, fomos ao hospital fazer uma cistometria.

"A cistometria é a mensuração das pressões endovesicais após a introdução de um tubo oco pela uretra. As reações à instilação de quantidades medidas de líqüido na bexiga podem dar valiosa informação diagnóstica".

Minha bexiga começava a se tornar uma bexiga medular. Introduzido o líqüido pelo tubo, a uma certa quantidade, a bexiga iniciava sua expulsão automaticamente. Todas as vezes que se injetou o líquido, a reação da bexiga foi positiva, provocando a micção por fora da sonda.

— Pois é, rapaz. Você volta para casa sem a sonda.
— Está brincando, doutor!
— Sua bexiga está se automatizando. Não precisa mais da sonda para urinar.
— E pra urinar, vou sentir vontade?
— Vontade, não. Sentirá alguma sensação estranha: arrepios, pressões, espasmos. Eu não posso lhe dizer a sensação exata que denunciará sua necessidade de urinar. Você perceberá conforme as micções. Mas não se preocupe tanto em urinar. Agora, sua bexiga está vazia. Vá para casa, passe um dia normal. Beba o líqüido de costume, e deixe a micção por conta de sua bexiga. Depois de algumas horas ela funcionará.
— Com certeza, doutor?
— Acredito que sim. Mas não fique dominado pela idéia. Se você não urinar nas primeiras doze horas, aí então...
— Tem que passar sonda outra vez?
— Esqueça a sonda, rapaz! Se demorar, você usará alguns métodos para estimular sua bexiga. Um deles, a respiração. Inspire profundamente até provocar pressão na região vesical. Faça isso com ritmo, regularmente.
— E se não urinar?
— Também não é para desistir logo. A bexiga só reage após algumas inspirações. Se não conseguir assim, faça massagens na região da bexiga. Sentado, pressione com a palma da mão, no sentido vertical, do umbigo para baixo. Com movimentos leves, procure tatear a bexiga. Estando cheia, você a encontrará facilmente, semi-ovalada. Vários estímulos leves a farão funcionar. Mas não precisará de tudo isso, você vai ver.
— Tomara, doutor, tomara!

Saímos do hospital às dez e meia. Eu, liberto da sonda! Olhava-me, e não acreditava. A cadeira ficara pequena, quase não existia. Como se a paralisia me abandonasse o corpo e eu me estendesse através das janelas da Kombi, pelas ruas que não via há tanto tempo. Percorria os jardins, as praças, os becos comuns. Varria o lixo das calçadas, corria atrás do sorveteiro. Parava um táxi, espalhava piche no asfalto velho. Pedalava a bicicleta do padeiro, subia no ônibus lotado. Comprava um jornal, um bilhete de loteria, dava uma esmola. Eu me confundia com as pessoas mais comuns e mais livres. A ausência da sonda me fazia ver e sentir tudo o que estivera apagado na ida ao hospital.

Na Kombi, um silêncio tranqüilo. Sentada no chão, a Gê recostara a cabeça na roda da cadeira. Eu lhe acariciava os cabelos. O farol virou vermelho. Ela ergueu-se e deu-me um longo beijo.

— Ô, neguinho, uma vontade de te beijar! Te amo, sabe? Estou feliz, certa que você ficará bom. Que vitória, hoje, hein!

Eu apenas a olhei com carinho e dei-lhe um beijo também.

O Edson não perdia a oportunidade:

— Ih! esses dois, com sonda já não se largavam. Agora, então, sem a sonda... ai, quero morrer! Vão rolar na cama. Ai, que confusão!

Com o farol verde, o carro saíra. E Gê se desequilibrara, caindo no chão da Kombi.

Em casa, meu dia foi comum: entre jogos, amigos e fisioterapia. Jantei e permaneci na cama. Minha mãe amarrara em meu pênis um saquinho plástico. Já eram oito horas e eu não urinara.

— Desde as onze da manhã, hein, Joca. E nada! Acho que vou tentar pela respiração.

— Espere mais um pouco, João. Você depende agora da atividade natural de seu organismo. Mesmo que seja difícil, procure comandá-lo. Acredite na possibilidade de funcionar sua bexiga. Acredite, João. Mentalize a força de urinar. Você consegue!

— Essa medula bloqueia tudo que sai de meu cérebro. Eu preciso urinar, Joca! Eu tenho de urinar!

— Preocupação exagerada... isso atrapalha, João! Com calma, concentre forças, induza o cérebro, vá mentalmente à bexiga.

— Concentrar, induzir... mas urina que é bom, nada! Já estou vendo aquela borracha outra vez em meu pinto, alargando tudo lá dentro. Minha bexiga de novo furada por ela!

— Nada ainda, filhinho? — era minha mãe que me perguntava, ansiosa por uma resposta afirmativa. Fiz que não com a cabeça. Ela acariciou meus cabelos, me olhou apertado, aflita.

— Ai, meu Deus, como seria bom você urinar, meu filho...

— Mas eu vou conseguir. É só uma questão de tempo.
— Melhor seu pai buscar o Edson. Se precisar passar a son...
— Não quero Edson nenhum! Eu vou urinar, mãe!
— É que está demorando tanto, filhinho...
— O cara lá falou que eu podia ficar doze horas sem urinar.
— Já são nove e meia... desde as onze da manhã, meu filho. Por isso que eu queria que buscasse o...
— Já disse que não quero o Edson. Eu vou conseguir!
— Você está bem? Não precisa de nada?

Respondi que não, e ela saiu triste, indecisa.

Fiquei imaginando em como seria bom urinar sem a sonda. Até sorri sem querer. Tentei ler um livro que eu tinha próximo, mas não consegui. Meu cérebro estava totalmente ocupado pela expectativa de urinar. O tempo passou um pouco mais, imenso em sua carga de espera.

Esbocei uma inspiração mais profunda: um leve arrepio na cabeça, um espasmo suave pelo ânus. Reações que eu jamais sentira. Lá dentro, o coração batendo mais forte. Eu acreditava, desacreditando. Tentei olhar o saquinho, talvez tivesse urina. Levantei as cobertas, saquinho seco! Apenas meu pênis quieto, inteiro: limpo da sonda. Até quando?

— Puxa, Joca! Até pensei... que pena!
— Sua bexiga dando sinal. Não demora e ela funciona.
— Espera, Joca! Outra vez o arrepio. E aquele apertãozinho lá embaixo. Olha lá, está saindo! Urina amarelinha, não, branquinha, Joca! Incrível, tem urina no saquinho... incrível urinar sem sonda, Joca!
— É você urinando, João. Você!
— As coisas voltam a trabalhar dentro da gente. É alucinante! E tem mais urina, Joca. Olha, está saindo mais!
— Sinta você urinando: antes que a urina saísse, o diafragma se contraiu. E os músculos da parede abdominal também.
— Continua tudo normal lá dentro.
— Elevou-se a pressão abdominal e os pubococcígicos se relaxaram.
— Que coisa! A gente percebe que ainda está inteiro.
— Claro, João! Capaz de provocar a contração do detrusor. Acontecendo agora, dentro de você. É você urinando, João.
— Está saindo mais urina, Joca!
— É a uretra se encurtando, o óstio interno se abrindo...
— E a urina é expelida! Eu urino! Saco de maravilha! Sensação de vida! Percepção de que ainda tenho, ainda posso, ainda sou. Um homem de natureza viva. Eu me sinto renascendo! Mãe! Mããããe!

Ela reduziu a cinco os dezesseis degraus da escada.

— Que foi? Que aconteceu?
Eu não falei. Apenas levantei as cobertas.
— Você urinou? Conseguiu! Ai, que bom, meu Deus! Eu rezei tanto, filho, mas tanto! Ele me atendeu, maravilhoso! E quanta urina! Vamos tirar esse saquinho. Vai urinar mais?
— Não sei, mas acho que por enquanto não.
Ela desamarrou o saquinho de meu pênis, esticou-lhe a abertura e suspendeu-o no ar, pelas bordas. Há tempo eu não a via iluminada por uma alegria tão intensa.
— Puxa! Cento e cinqüenta gramas! Que beleza!
— Fez tudo de uma vez só?, perguntava meu pai, que entrara no quarto. — Está limpinha, clara, não é?
— Foi numas três vezes — respondi. — Pode ter mais, ainda.
— Ai, que bagunceira nesse quarto, que confusite! Eu não agüento. Urinou, é? Ai, que bom, não tem mais o tremelique da sonda. "Passa a sonda, não passa. Cuidado Edson, devagar Edson!"
— Ô, mãe, eu falei pra não chamar o Edson!
— Mas eu fiquei com tanto medo, filhinho...
— Bem — dizia meu pai — melhor assim. Ele não liga.
— Eu, hein! Quero sossego. Passar a sonda nele? Sai de mim.
O Edson estava entusiasmado aquela noite. Vestia uma camisa branca, crocheada por ele mesmo na parte da frente e nas mangas. Calça azul e uma sandália para a noite, como dizia ele: "Um conversível para descansar os pés nas árduas esquinas da vida."
— Bem, aqui não tem nada pra fazer. Vou-me embora, badalar por aí.
— Ô, Edson, antes me ajuda a mudar de posição — eu lhe pedi.
— Ah, Micansa! Tinha que me usar... sabia... vamos logo, vai.
Ele tirou as cobertas da cama e me ajudou a virar. Eu estava agora deitado de costas, e ele ajeitando minhas pernas. Acho que a mudança de posição estimulou a musculatura da bexiga. De repente saiu um jato muito forte de urina. Meu pênis estava na direção do Edson. A urina atingiu-o em cheio no peito e no braço, molhando sua linda camisa nova. Ele saltou para trás, mas já todo molhado.
— Ah, Micansa! Que é isso, vingança? Ai... minha camisa novinha! Novinha... toda urinada! E agora, Micansa? E agora?
E a urina continuava a sair. Forte, para cima. Subia como uma fonte, e descia, molhando o lençol, esparramando-se pelo chão. Um festival de urina, sem bloqueios, sem restrições. Eu ria do Edson, sorria, gargalhava, e urinava, e urinava. Eu tinha vontade de encher de urina muitas taças de prata e comemorar solenemente a retirada daquela horrível sonda.

28

O Antonio sempre me animava para que eu tentasse ficar de gatinhas. Dizia ele: primeiro engatinhar para depois andar.
— Vamos tentar, hoje, seu João? Tenho certeza que dá.
Eu estava de bruços, deitado na cama. Meti força nos braços e ergui o tronco. Meus joelhos dobraram e eu parei, de quatro, como um gato grande meio assustado. Balançando a bunda, quase pendendo fora da cama. Mas o Antonio me ajudou e permaneci na posição. A partir desse dia, sempre que terminava a ginástica eu ficava de gatinhas. Tentava equilibrar os quadris, balançando-os para a esquerda e para a direita.
Numa tarde, o Dr. Gaspar chegou para me consultar justamente nesta hora.
— Muito bom, João! Continue, continue nessa posição. Está firme, rapaz! Tente manter os quadris sem balançá-los. É... assim! Puxa, cheguei numa boa hora! Quando começou com isso?
— De uns dez dias pra cá. Fico sempre que o Antonio vem.
E, dirigindo-se ao Antonio, perguntou-lhe:
— Que você acha de iniciarmos as ginásticas de solo?
— Olha, doutor — ele respondeu, pausadamente — os glúteos já melhoraram um pouco. Dá para tentar engatinhar, rolar no chão e fazer algum movimento de tronco.
— Bem, vou ver como anda a sensibilidade do moço, disse o Dr. Gaspar. — Depois decidiremos sobre isso.
Retirou de sua gorducha maletinha preta um alfinete grande, um vibrador e um martelinho. Primeiro, espetou-me o corpo inteiro. Até a linha das mamas, minha sensibilidade era normal. De olhos fechados, eu tentava localizar as passagens do alfinete pelos outros setores. Queria sentir a dor das picadas, mas não sentia nada! Só um pouco abaixo do peito eu percebia seu deslizar. Era uma sensibilidade distante e fugidia. A mesma coisa nos pés e atrás das pernas. O resto do corpo era apenas resto.
Depois, com o vibrador, ele testava minha sensibilidade mais profunda. Não senti vibração alguma, a não ser na perna esquerda, um pouco acima do tornozelo.
— Antes não sentia, aqui — falou o Dr. Gaspar.
— Mas é quase nada o que sinto.
Ele comeu um bombom que minha mãe deixara sobre o criado-mudo e apanhou o martelinho. Então, estimulou reflexos nos joelhos, coxas e tornozelos. Houve respostas imediatas das pernas e dos pés.
— Os reflexos melhoraram bem!, comentou ele, satisfeito.
Aí, me fez virar na cama, desvirar. Ficar outra vez de gatinhas, tombar para um lado, e para outro. Depois, consultou deta-

lhadamente minha mão direita, testando a força de cada dedo.
— Ainda fracos esses dedos, João!
— Tenho feito tudo pra eles melhorarem...
— Catado feijões, apertado bolinha, tem trabalhado com massa, também?
— Tudo isso. Não adiantou nada?
— Muito pouco. Mas é assim mesmo. Insista que você consegue. Gosta de desenhar, pintar? Use os dedos para isso, será bom.

Depois mediu-me a pressão: onze por sete. E enquanto guardava tudo outra vez na maletinha, falava-me animado:
— Bem, João, a tonicidade muscular aumentou. A sensibilidade também, em algumas partes do corpo. A região glútea melhorou, possibilita um equilíbrio maior. Pois bem, acho que já podemos começar os exercícios de solo. Serão movimentos mais ativos do que passivos.
— Mais ativos? Como assim?
— Você participará mais ativamente. Tentará engatinhar, rolar no chão, e fará uma série maior de exercícios para braços e tronco.
— E onde é que vou fazer tudo isso? Aqui em casa?
— Não, você terá que ir ao hospital. No começo, umas duas vezes por semana.
— Sair daqui de casa?
— Claro, João. Você tem que se acostumar com as saídas, com as locomoções.
— Mas, não dá mesmo para fazer em casa?
— É necessário um lugar maior. Os exercícios devem ser feitos num tapete especial, grosso, sabe, onde você possa rolar, sentar, engatinhar, sem problema nenhum. No hospital há salas especiais. Podemos começar na semana que vem?
— Acho que sim. A maior dificuldade será a locomoção...
— Você se acostumará com isso, você se acostumará.

Em paraplegia, acostumar-se é regra irreversível. É o único radicalismo capaz de flexionar os caminhos, nos transportar aos fins.

29

Naquela tarde, o sol já se despedira de minha sacada, deixando um vento muito frio. Eram quase quatro horas. A Gê prometera almoçar comigo, e ainda não chegara. Eu telefonara para todos os lugares possíveis de encontrá-la, e nada. Isso me irritava. Uma grande dose de ciúme, certamente.

Lá pelas quatro e meia ela chegou. Desceu do carro, e já na calçada me fazia festa rodando a bolsa em minha direção. Mas eu não lhe sorri, embora a tivesse achado linda dentro de uma blusa azul-marinho e de uma calça branca com largas listras roxas.

Ela subiu logo até a sacada e me abraçou por trás, apoiando a cabeça em meu ombro.

— Ô, neguinho, tá zangado, né? Demorei muito?
— Ah, demorou... simplesmente não veio!
— Não deu, amor, você não almoçou ainda?
— Claro que almocei! Só faltava essa. E você, almoçou com quem?

Ela soprava-me a nuca de propósito e falava com voz cantada.
— Ih... já começa o interrogatório desse meu amor! — E me deu um beijo na cabeça.
— Nada disso! — eu me safei do beijo. Não pode falar, é?

Ela saiu de trás de mim e ficou de cócoras ao meu lado, segurando-se no braço da cadeira.
— Ô, nego, você está zangado mesmo, é?
— Claro! Sei lá onde você esteve!
— Ô, João, que é que há?, disse ela, irritada.
— Onde você esteve?, tornei a perguntar.
— Saco! Encontrei o Luiz na cidade e almoçamos juntos. Tá bom?
— Ah, o Luiz, que te levou ao cinema outra noite, né?
— Ele é muito meu amigo. Queria me falar de um emprego no escritório onde ele trabalha.
— Mas quanta preocupação! Além de cinema, passeios, agora também emprego. Qual é a desse cara, Gê?
— Eu é que pergunto, qual é a tua, hein, João? O Luiz é amigão meu. Sempre foi. Ele sabe que eu te gosto pacas.
— Sabe tanto que agora fica te protegendo e papariacando só porque teu namorado ficou aleijado...
— Olha, João, quer saber — ela se levantou e começou a andar pela sacada. — Você já me encheu, tá. Eu tenho meus amigos, minhas coisas pra fazer. E ninguém tem culpa que você não pode estar junto. O que importa é que eu te gosto, pôxa! E gosto muito. Pra quê esse ciúme bobo?
— Não gosto do jeito que esse cara te trata.
— E do que você gosta? Que eu fique aqui ao seu lado, agüentando as tuas amigas que te paqueram todos os dias? E eu aqui, sorrindo, te dando beijos e carinhos, bem guardadinha em tua casa! Não, João! Pra mim, você não tem nada e pode entender que preciso viver minha vida como viveria se você andasse. E vou

vivê-la! — ela parou ao meu lado e baixou o tom da voz. — Eu gosto de você, seu bobo. Você esquece isso? Te acho maravilhoso... te amo muito, seu chato!

Puxei-a pela cintura até perto de mim.

— Chega de briga, tá? — eu disse. — Vai ficar aqui, agora? Tem um jogo bacana pra gente jogar à noite.

— Não sei se dá. — Sua voz era ainda indecisa no tom carinhoso. — Tem uma aula na faculdade às sete horas. Tributário, é importante.

— Também essa, Gê? Então volta depois da aula...

— A gente combinou de...

— Já sei: cinema com o Luiz pra alegrar a menina triste.

— Que cinema, João! — ela se soltou de meu braço e se voltou ainda mais irritada. — Combinei com a Ana de terminar o trabalho sobre Processo. Mas você não vai entender, claro!

— E o Luiz também está nesse trabalho?

— Saco! Está em nossa turma, sim!

— Quer dizer que ele vai também?

— Não, João, não! O Luiz não vai ! Você está insuportável, hoje, sabe. Não dá mais pra agüentar; eu vou embora!

Apanhou a bolsa, pendurou-a no ombro e saiu.

— Gê, ô, Gê, vem cá! Gê...

Não voltou. Ao contrário, já estava lá embaixo abrindo o portão. Eu tentei de novo.

— Gê, que é isso, Gê, vem cá!

Ela nem olhou para cima. Entrou no carro, o motor em alta rotação. O pneu cantou me deixando um último grito de briga.

Eu fiquei olhando, com o vento a cortar-me o rosto.

Naquele momento, senti o frio atingir-me a alma e a paralisia me abraçar tão forte! Deixei os braços cair, pesados, e olhei para cima: o céu estava nublado, tão indefinido...

30

A xícara cheia de feijões. No pires ao lado, alguns feijões esparramados. Com a mão direita eu os passava, um por um, da xícara para o pires, do pires para a xícara. A maioria deles eu conseguia transportar. Alguns escapavam, enfeitando o chão.

Eu catava feijões e movimentava meus dedos. Mais um para o pires. Mais outro, e outro. Um para o chão. Eu olhava meus dedos, minha mão. Esses feijõezinhos resolveriam alguma coisa?

Eu acreditava que sim, sempre acreditava. E fortalecia meus dedos.

Pela escada subiam dois pés guardados em sapatos deformados por muitos calos em ascensão. Os pés do tio Mário! É, tio Mário, caipirão maravilhoso! Pele curtida por sóis de longas ferrovias. Rosto esticado, franco. Olhos vivos, bigode ralo, fino. Cabelos lisos, puxados para trás. Falar acaipirado, amante dos campos verdes, dos cavalos selvagens, das vacas leiteiras. Do feijão cheiroso, da mandioca em calda, da canjica branquinha. Equilibrando-se a cada passo, ajeitando as dores de um lado e do outro, ele tocou levemente em minha cabeça.

— Ei, Joanim, como está?
— Tudo bem, tio, e o senhor?
— Bem, bem. Não posso reclamar de nada, não posso.
— E os calos, doendo muito?
— Ah, ainda bem que esfriou um pouco. Com estes dias de calor, é um fogo debaixo dos pés, queima até a alma! Único jeito é ficar na cama. Olha, João — ele se inclinava e abaixava a voz. — Ouça bem, calos como os meus, ouviu? Calos como estes debaixo, em cima, do lado do pé, tirando e pondo, é pior que uma paralisia.
— Ah, tio, o senhor não vai querer...
— João, que sofrimento, João! Olha, vou lhe dizer, ouviu — e baixava outra vez a voz. — Não quero isso nem para um verme!
— E o senhor diz que não pode reclamar de nada?
— Isso não é reclamar, é conviver. Calos e dores já fazem parte de mim. Quando aperta muito, vou pra cama. Que alívio! Não preciso pôr os pés no chão. Por mim, viveria na cama. Você ri? É porque não sabe o que é ter um olho de peixe embaixo de cada pé.

Desde que chegara ele segurava uma garrafa embrulhada. Agora, enquanto ia tirando o papel, me falava sobre o conteúdo.

— Olha, Joãozinho, te trouxe esse mel, aqui. Não é um mel igual aos outros, sabe. É muito forte, bom pro sangue.
— Mel especial, tio? Fabricado por borboletas?
— Não, João, não é brincadeira. Eu te explico: semana passada não estava agüentando essa cidade aqui. Barulho, calor, movimento, uma loucura! Então, peguei um trem, de manhã, e fui até os lados de Bragança. Minha terra de gente boa, caipirada amiga...
— De trem, tio?!
— Ora, João! De trem o espírito viaja com a gente. O trem vai sem pressa, a gente sente por onde passa. O verde está aí, do teu lado. O mato rentinho da janela. E as rodas: chec-chec, chec-chec. Ah, um trem é uma gaivota de ferro...
— E o mel, tio, deixa ver? É escuro, não?

— Porque é muito forte, lá de Bragança. É mel de guirá.
— Mel de quê?
— De guirá. É o nome que os caipiras dão pra ele. É que o favo desse mel, o favo, sabe, você já viu um favo de mel? Onde as abelhas armazenam o mel, sabe? Então, o favo desse aqui fica embaixo da terra. Por isso que ele é especial.
— E como se consegue localizar esse favo?
— O movimento das abelhas. Elas trabalham nas margens das matas, das picadas, nas beiradas dos caminhos. Antes, elas retiram do estrume da vaca, do estrume — ele baixava um pouco a voz — da bosta mesmo da vaca, enquanto ela está mole, quente, sabe, então elas tiram uma substância rica em vitaminas...
— Tiram do estrume? E as abelhas usam essa substância?
— Usam sim. Mas o estrume tem que estar bem fresco, bem mole. Que coisa é a natureza! Espelho da vida; da própria merda, da merda — e baixando a voz, enfatizando as palavras — da própria merda se tira o líqüido para o mel. É sábia a natureza, é sábia.
— Com o líqüido do estrume as abelhas fabricam o mel...
— Essas abelhas são menores que as outras. Elas trabalham muito embaixo da terra e vão construindo o favo.
— E como se consegue pegar esse favo, tio?
— Bem, são centenas de abelhas entrando e saindo da terra, elas vão e voltam. Então, se faz umas escavações, uns buracos, assim, em forma de círculos cercando esse lugar. E vai-se cavando, cavando fundo, se aproximando do favo. Enquanto se cava, vai-se ateando fogo na terra. Assim, as abelhas vão saindo, saindo, deixando o favo livre. Aí, é só apanhar ele e aproveitar.
— E dá esse mel aqui, feito do estrume fresco da vaca!
— É... da bosta da vaca, o mel de guirá.
— Só no interior que acontecem essas coisas, hein, tio!
— Ah, me bate uma saudade, João. — Ele puxou uma cadeira, montou nela e apoiou os braços no encosto. — Mas ainda volto pra lá. Já vivi muito nesta cidade louca. Trabalhei trinta anos, e o único lucro foi uma aposentadoria. Olha, João, vou lhe dizer, se minha mulher topasse, é que a Maria está lá, não sabe nem pra que é que vive: faz comida, costura e dorme, ouviu, João, se ela topasse mesmo — e ele baixava secretamente a voz — eu ia pro meio do mato, uma casinha de madeira!
— As pessoas falam isso e nunca fazem.
— Meio do mato, João. Silêncio, uma cama, fogãozinho a lenha, passarinhos, grilos, sapos... e o silêncio! Ah, só assim.. o que eu gostaria mesmo, João, era de viver como um castor, sabe.
— Castor, tio? Coisa mais estranha!
— Construir minha casa à beira de um rio, nos campos de um bosque, e morar embaixo da terra.

— Castor é um bicho muito grande?
— Não, uns sessenta centímetros. A cauda que é grande e pesada, uns dez quilos. Ele usa como apoio pra trabalhar e comer. Esses bichinhos, João, constroem até diques pras águas não invadirem suas casas. Eles roem os troncos das árvores, derrubam elas e depois fazem os madeiros para os diques.
— E a casa deles, como é feita?
— É como uma choupana. Usam troncos, pedras, ramos, ligam tudo e cobrem com lodo. Tudo isso embaixo da terra. Um metro de altura, paredes grossas. Chegam até a forrar o chão. Sabe com que, João? Com ervas e ramos.
— Ah, essa não!

Tio Mário se levantou, andou às avessas até a escrivaninha, apanhou a xícara com feijões e recolocou-a em meu colo.

— Joanim, Joanim... parece fantasia, mas é verdade. Continue com seus feijões, continue. Sabe o que eu acho? Acho mesmo, que com esses feijões, não sei se você é mais abelha ou castor. Mas sei que vai conseguir força nesses dedos.
— Com esses feijõezinhos? Ah, mas eu também sei. Ei, onde é que vai o senhor?
— Vou indo, Joãozinho. Vê se toma esse mel, vai te fazer bem.
— O senhor vai pra casa?
— Eu? Antes vou comprar uma couve e um frangozinho gordo, que amanhã quero preparar um tutuzinho com frango.
— Quem, o senhor?
— Eu mesmo. Te mando um prato, você vai gostar. Tchau, Joãozinho, fica com Deus, fica com Deus.
— Tchau, tio, té amanhã.

31

Pela primeira vez eu iria ao hospital fazer fisioterapia. E logo, um grande obstáculo: a escada de casa. Resolveu-se que eu seria levado para baixo sentado na cadeira de rodas. Ficaria mais fácil... A Edwiges e o tio Mário seguravam a frente da cadeira, e iam descendo os degraus, de costas. Meu pai, sozinho, sustentava a parte de trás. A cadeira pendia para a frente e para os lados: uma viagem cheia de vácuos e solavancos. A cada degrau eu sentia atrás de mim a respiração ofegante de meu pai. Quase no fim da escada, meu ombro foi redondamente respingado: soltara-se de sua testa uma gota de suor.

Apoiada a cadeira no chão da sala, meu pai, arrastado pelas pernas em busca de ar, esparramou-se na poltrona que ficava perto da porta. Os braços caídos para baixo. Pernas esticadas, e os suores se balançando em sua testa, adornando uma cabeça de ilusões espatifadas. Um homem cansado muito menos pelo peso da cadeira, do que pela continuada visão de um filho com pernas rotas. Senti um grande pesar ao vê-lo afundado naquela poltrona. Os olhos parados não sei onde. Os cabelos pretos começando a agrisalhar-se. A pele morena, bonita, de homem forte, já com muitas rugas. Ele parecia ter adquirido um envelhecimento precoce-naqueles últimos meses. Meu pai. Puxa, como eu o amo!

Já no hospital, as portas eram altas, os elevadores espaçosos, e largos os corredores. Minha cadeira rodava livre, empurrada pelo tio Mário. E eu, tomando os primeiros contatos com os olhares das pessoas.

Na seção de fisioterapia o Antonio nos recebeu com gentileza e entusiasmo.

— Olá, seu João, que bom vê-lo aqui! Podem vir por esse lado. Tem tanta coisa pra conhecer, seu João. Eu lhe mostro tudo.

Íamos por um corredor comprido, muito comprido. Havia em suas dimensões um silêncio oportuno.

— É nessa próxima porta, seu Mário — avisou o Antonio.

Uma sala muito ampla, clara. Uma das paredes, toda envidraçada, evidenciava árvores altas e flores do jardim do hospital. Logo ao primeiro instante percebi que me sentiria bem dentro dela. No fundo, junto à vidraça, duas barras paralelas. De comprimento, uns cinco metros de caminhos restauradores. De largura, a medida certa para quaisquer dois braços fortes. Ao ver essas duas barras eu me senti agarrando-as com as mãos, com os braços, com tudo que ainda me restasse íntegro, em busca de minhas pernas. Mas teria de ficar ainda apenas na vontade. E o que é uma vontade, se não, a capacidade do ato transformador? O que é uma semente, que não seja o próprio fruto contido nela?

Ao lado das paralelas, estendido no chão, um tapete alto. Assim como um colchão especial. Macio e duro ao mesmo tempo. Bem largo, com jeitão gostoso. Sobre ele, um lençol branquinho, muito limpo.

O Antonio pelas pernas, o tio Mário pelas costas, e eu no tapete. Lá fora, o balanço das árvores. Folhas rasgadas pelo sol. Alguns raios beijando o lençol. Tudo me parecia tão confortável! É sempre possível se armar bons cenários, seja qual for o palco. E o espetáculo sai com mais graça e leveza, apesar das asperezas dos bastidores.

O silêncio, o movimento das pernas. Sol em meu joelho, em minha coxa. O colorido das flores me dispersava.

Um momento azul através da vidraça. Sensações de vida através dos movimentos. Eu me engrandecia.

A flexão da perna: o quadríceps!
O sol dobrava em meu joelho e se alongava pelo chão numa faixa compacta de amarelo.
A extensão da coxa: os glúteos funcionando!
O pássaro de cauda longa pousa ao lado da flor vermelha. Em mim, um terno apalpar de dedos oculares em suas penas e suas pétalas.
Uma árvore esguia tangia o azul de movimentos verdes. Como se dentro de mim os músculos tangessem sons de ativação.
Das circunstâncias de minha condição horizontal, eu já começava a apreender a lírica verticalidade da natureza.
O pássaro voou e a flor ficou pendulando à luz do sol.
Foi difícil aquele dia ficar atento aos exercícios. A natureza, lá de fora, me roubou de minhas pernas.
Mas logo depois, eu já estava de gatinhas, tentando acordar minha natureza adormecida. O Antonio me falava, calmamente.
— Agora, seu João, o senhor vai tentar levar o joelho para a frente. Primeiro um, depois outro. Mas, olha aqui, não consegue hoje, consegue amanhã, ouviu? Vamos tentar?
Coloquei a mão direita na frente. Dei uma balançada e quase desmoronei no tapete. O Antonio me equilibrou.
— Tudo bem, seu João. Firme outra vez, isso é natural. O senhor irá se equilibrando por si mesmo. Tente de novo.
Eu fiz tanto esforço para mexer o joelho que me esqueci de controlar o equilíbrio, e caí para a esquerda. Não deu tempo de o Antonio evitar. Fui direto com a bunda no tapete. Com esse movimento brusco, a bexiga funcionou. O saquinho plástico que estava sempre amarrado em meu pênis soltara-se, e molhou toda a fralda que me servia de tanga.
— Isso não é nada, seu João, acalmava-me o Antonio. — Não tenha pressa. Fique tranqüilo que faremos toda a ginástica.
A gentileza desse homem arrefecia muitas reações de revolta que se formavam dentro de mim.
Fralda trocada, saquinho bem amarrado em meu pênis, e eu tentava novamente engatinhar. Forçava elevar o joelho do chão, mas não dava.
— Vou ajudá-lo, seu João, disse o Antonio. — Tente o joelho direito.
Deu uma empurradinha em minha perna, e o joelho se moveu para a frente. E o esquerdo, e outra vez o direito, e a mão esquerda na frente, e o joelho esquerdo... eu engatinhava! Antonio ia atrás de mim, ajudando-me. Eu avançava um pouco, e parava. Era muito cansativo engatinhar.
Dei umas três voltas pelo tapete. Algumas vezes tentei sozinho, mas não consegui. E eu garantia a mim mesmo que da próxima vez conseguiria.

Após o engatinhamento iniciei um novo exercício: tentar rolar no solo. Deitado de costas numa das extremidades do tapete, eu tentava virar o corpo. Incrível, mas não conseguia! Não conseguia! Para mim, surpreendente. Eu tinha certeza que rolaria fácil pelo chão. Que nada! Apenas os ombros se mexiam a cada tentativa de me virar.

Deitado numa cama ou sentado numa cadeira de rodas a paralisia ainda é branda. Mas quando se tenta levar um joelho à frente, e não se leva; quando se tenta mexer o corpo, e não se consegue nem dar uma virada, uma volta no chão, aí então nos certificamos: tudo está parado!

Eu virava o corpo apenas quando o Antonio me puxava pela mão.

Mesmo assim eu me proponho em cada ponto fraco continuar a insistir. Incrédulo por instantes, mesmo assim eu me acredito dominador de mim mesmo. A esmo por momentos, mesmo assim me julgo forte no prosseguimento: da luta, da lida, do lento fluir dos dias. Considero as limitações e me proponho amenizá-las. Analiso as condições e decido transformá-las.

Os dias se sucediam, e eu prosseguia. As idas ao hospital tornaram-se comuns. A descida da escada de casa continuava difícil. Era evidente a necessidade de me transferir para a parte de baixo da casa. Isso teria que acontecer, mais ou menos dias.

No colchão azul da sala quieta do hospital eu já conseguia arrastar um pouco meus joelhos, com a ajuda mínima do Antonio. E essa movimentação era demorada, pensada. Levar um joelho apenas dez centímetros para a frente era ainda o resultado de uma concentração mental muito grande.

E já fazia também outros exercícios: de bruços, erguimento de tronco pela extensão e flexão dos braços. Depois, de joelhos, eu sentava sobre meus calcanhares. Posição difícil de me manter. Sentado assim, eu fazia todos os movimentos de braços que costumava fazer na cama.

Junto ao tapete havia uma escada de madeira, construída verticalmente e presa à parede. Com a ajuda do Antonio, eu ficava de joelhos em frente a ela e me agarrava em seus degraus. Eu teria que soltar um degrau e pegar outro. Primeiro com as duas mãos, depois com uma só, até conseguir firmar sem me segurar.

E assim eu corria atrás de meus músculos. Flexões abdominais, movimentação de braços elevando pesos, rotação de tronco. Enfim, eu me refazia. Cada vez que eu saía daquela sala de fisioterapia, era como se transportasse dentro de mim um pedaço novo de músculo fortificado. Um milímetro a mais de medula recuperada.

Não há distância que não se desfaça diante da persistência das caminhadas.

32

Eu vivia cercado de toda espécie de jogos e quebra-cabeças para serem armados. Tudo para que eu mexesse os dedos da mão direita. Eu já era dono de uma frota enorme de caminhões e automóveis de plástico, construídos com lig-lig, pedacinho por pedacinho. E eu acabava me envolvendo com a coisa e me tornava sempre curioso por uma peça nova. Surgiam também revólveres e espingardas de todos os tipos para que eu acionasse os gatilhos. E com isso, meus dedos se fortalecendo. Apareciam massas de todas as cores para que eu trabalhasse com elas, construindo casinhas e bichinhos, tudo colorido. A criança que mora em mim renascia lá dentro. Muitos momentos rudes foram vencidos com a ajuda dessa criança.

Um dia, a Cleize — uma prima, mais amiga do que prima — me comprara um navio para que eu montasse. E pincéis e tintas especiais. As peças deveriam ser pintadas antes de montadas. Teria ficado um navio muito bonito se eu tivesse chegado ao fim de sua montagem. Já pintara uma série de peças, mas as cores e o deslizar macio do pincel me arrancaram dos estaleiros e me colocaram diante de uma tela improvisada: uma folha de papel vegetal, todo branco.

— Vai fazer, João?

— Pintar, mesmo! As pecinhas do navio ficaram pequenas demais. Me deu vontade de correr o pincel por espaços maiores. Como os pintores pintam, sabe?

— E estas tintas servem?

— São as únicas que tenho.

— Mas, pintar o quê?

— Pintar, simplesmente. Quero ver cores espalhadas por esse papel. Quero me sentir um pouco pintor. Acha isso possível, Joca?

— Basta ter vontade, e sentir necessidade de fazer as coisas. Basta procurar.

E procurei. Procurei azuis, e encontrei azuis. Busquei verdes, e achei verdes. Claros, escuros, sem saber muito como, eu os achava.

As cores evoluíam no papel, e eu crescia com elas. Inesperadamente, eu me sentia montado no pincel. Íamos juntos, os dois. Em busca de algo que parecia estar atrás da cor, além de mim, longe do senso comum de percepção.

— Eu consigo pintar! Já dá até pra pintar com essa mão, Joca!
— E dará para fazer muitas outras coisas, muitas outras...
— Como crescemos através das mãos! Olha, Joca, olha esse resto de verde, aqui. Se misturou com esse vermelho, e deu marrom! Verde e vermelho dá marrom!

Eu descobria coisas e me descobria.

E o amarelo foi para o papel. Junto ao marrom, resultou um ocre inesperado. Depois um verde, um azul esverdeado. E eu continuava. Havia pintado mais da metade do quadro. Eu me perdera nas cores. Ou melhor: me encontrara com elas.

— João, já passa das quatro e meia — minha mãe me chamava.
— O Antonio acaba de chegar.
— O quê? Já, quatro e meia?
— Está na hora da fisioterapia.

Através das cores eu havia entrado por caminhos imprevisíveis, e me aprofundara por eles com pernas de pincel.

33

Eu fora instalado na parte de baixo da casa. No lugar da sala de jantar estava minha cama. Uma divisão com um biombo de madeira fez surgir meu novo dormitório. Nele, as cenas eram tão contrastantes! Momentos atrás eu sofria com a ferida. Agora, ouvia a melodia calma do violão de Paulo, que se nos doava inteiro toda vez que vinha em casa.

— Esta casa e a minha é a mesma coisa — dizia ele. — Às vezes me sinto até melhor aqui.

Amigo certo, ele. Delgado no corpo e no bigode, mas de alma próxima e robusta. O Paulo da malícia com asas de pomba, dos quintais de galinhas pretas, do bife à milanesa. Em sua vida, o violão, a craviola(*), e Elza, a companheira gorducha na beleza

---

(*) *Craviola:* instrumento musical acústico, de 12 cordas de aço. Derivado do violão, com formato original, assimétrico. Seu som é brilhante, lembrando o cravo e a viola caipira.

simples é inteligência fácil. Fêmea talentosa, desde o relato máis metafísico até os pilequinhos de cerveja e vinho.

Na hora do chá com torradas, Paulo parou de tocar.

— Esse chá que a Diva faz merece até um violão mudo.

— Eu vou de cervejinha, mesmo — disse Elza. — Tem aí, Diva?

— Claro que tem, vou buscar.

— É incrível a Diva, comentava a Elza. — Forte demais. Não pára nunca! Qualquer mulher teria sucumbido.

— Minha mãe é luta, é olhos fechados — completei. Não fosse ela, e eu não seria mais. Sabem que depois de subir e descer esta escada umas quarenta vezes, correr pra mim e pra casa, ela dorme com meu pai nessa caminha aqui — havia uma cama aos pés da minha — só pra não me deixar sozinho...

— Os dois nessa caminha?! — espantou-se a Elza.

— Sua cervejinha, Elza — minha mãe voltava.

— Ô, Diva, é verdade que você e Nico dormem aí? E cabe?

— Ih, Elza, eu ocupo um lugarzinho tão pequeno...

— Ah, sim — retrucou meu pai, todo espichado em sua poltrona — um lugarzinho pequeno mas me agarra a noite toda.

E dormiam os dois numa cama de solteiro, ao pé da minha. É uma pena que os pais se dêem a nós, filhos, além de nossas necessidades. Se eles soubessem o quanto nós os amamos íntegros, sem se desgastarem tanto conosco. Ah, se eles soubessem!

— ...e disso tudo, uma nova lua-de-mel — pilheriou Paulo.

— Lua-de-mel? — ria minha mãe ao abraçar meu pai. — Com esse velho aqui roncando a noite toda?!

Provocando os dois, Paulinho começou tocar Abismo de Rosas. Foi uma risada geral, e depois um silêncio de olhos e ouvidos atentos ao som daquele violão.

Paulinho tocando me envolve e me devolve a sensação de movimento. Inconfundível: uma linha clara alongada num fundo escuro. Certos elementos cicatrizam-se: Paulo e o violão. Muitas vezes fizeram brotar rosas em meus caminhos de pedra.

Depois tocou a Ária da Quarta Corda, e quando terminou de tocar Bachianinha, abriu-se a porta da rua trazendo meu irmão efusivo e sorridente.

— Ô, Paulets! Estava só ouvindo lá de fora, não queria cortar teu som. Legal te encontrar aqui.

— Quanto tempo, rapaz! — levantou-se o Paulinho.

Um abraço sem frestas. As costas de ambos retumbadas por mãos iguais. Que se encontravam agora, e se apertavam, provocando um aperto também em minha garganta. Que privilégio, o meu, ter esses dois caras bem perto. Conviver seus talentos tão nobres: os de músicos. Usufruir deles seu dom maior: o de seres humanos, gente igual a mim.

— Ô, Paulo, cheguei semana passada — falava meu irmão.
—A Europa me ensinou pacas, e o violãozinho garantiu a barra. Tive que tocar pra comer, sabe lá? Entrei de cabeça na vida, e me virei. Gravei até ponta de acompanhamento em estúdio, ganhando por hora, uma mixaria. Mas fiquei lá oito meses, aprendendo tudo, e acabei fazendo *shows* e ganhando aplausos, eu e o Chico.

— E valeu a pena tudo isso? — perguntei.

— Pelo violão tudo vale a pena, velho. Ah, João, te trouxe uns pincéis e dois livros de pintura, mas guardei tão bem que não me lembro...

— Mamãe já achou, já achou. Sabe onde? No fundo da mala, no meio das cuecas e meias sujas...

Ele ria e coçava a cabeça. — Ih, cacete, é verdade!

Essa "irresponsabilidade" dele me fascinou sempre. Capaz de guardar pincéis e livros junto com cuecas, mas nunca esquecendo os afazeres do coração e o sorriso do rosto.

— Bem, não tinha cocô nas cuecas, né? — e continuava rindo.

— Então, os pincéis estão limpos e os livros legíveis. Bom, gente, eu vou dar uma comidinha. Ô, mãe, tem aí um bifinho e uma verdurinha?

— Ah, eu adoro quando esse filho me pede pra comer! Vem que eu te preparo.

Puxado pelo braço, ele ia se virando e falando, todo enviesado. — Paulets, depois quero tocar com você, faz tempo, hein! Vem pra cá, Paulo, me ajuda nesse bife.

Paulinho foi pra cozinha e a Elza se sentou na beira de minha cama.

— Você gosta desse irmão, hein, João — e passava a mão em minha testa. — Você olha pra ele como quem olha um rio...

— Ele é límpido! Irmão tem de ser assim: transparente e forte.

— Tenho pensado muito em você, João. Às vezes me coloco em seu lugar. Dá vontade de gritar, sair correndo, não dá?

— O lado de fora é sempre mais difícil, Elza. Hoje não ando, e penso muito mais. Vejo as coisas sem pressa. Os tacos desse assoalho têm cores lindas, e eu só pisava neles...

Ela molhou o dedo na cerveja de seu copo e fez uma cruz em minha testa.

— Vem cá, João, e tuas angústias, você não fica ansioso por andar de novo, ser livre?

— Eu crio liberdades. Somos nós, Elza, a liberdade. Tenho comigo pessoas que amo, e sei que me amam. Me sinto livre na amizade total, nesse... nesse papo com você! Tá aqui um exemplo. Isso é liberdade. Esse relacionamento me liberta porque há doações.

— E se você não andasse mais?

— De alguma forma eu andarei. Inclusive tendo de aprender definitivamente a viver sem andar. O importante é ter sempre o que aprender, e se anda.

Ela me deu um beijo comprido no rosto e sacudiu meu ombro direito.

Depois do bife com verdura, Paulinho e meu irmão se ajeitaram no sofá perto da cama, cada um com seu violão. Elza continuou ao meu lado, e Diva achou uma fresta na poltrona do Nico e ficou lá, apertadinha, abraçada a ele.

A música provocada por aquelas quatro mãos e a proximidade daquelas pessoas me faziam um homem tão forte que a vida parecia me sorrir, apesar de tudo.

E como nos sorri a vida, senão pelas pessoas a quem amamos?

Os momentos mais importantes são os mais simples. A técnica de Paulo, a habilidade e o balanço de meu irmão, a leveza de Elza, o aconchego de meus pais, tudo isso e só isso, tão natural, me tornava um ser equilibrado, alimentado pelas doações de amor e carinho daquelas pessoas tão minhas. Como isso faz andar, gente! Como isso faz andar...

34

Temos uma ternura pelo proibido, um entusiasmo pelo arriscado e um gosto forte por tudo que nos é negado.

Adormecemos entre fantasias, e ao acordarmos as queremos lívidas e intatas. Mas estamos acordados, conscientes. Fica difícil.

A tocha ardia vermelha. No chão pingou o breu, redondo, quente. Meio agachado, o Dedé segurava a boca do balão inflado, irrequieto: uma luz querendo se soltar.

O Dedé ficou em pé, levantou os braços ainda segurando o balão. Mais um pingo de breu. A tocha no apogeu do fogo. Em volta, os rostos avermelhados. Havia lua, frio, e entre os dois telhados que o balão deveria passar, uma estrela na espreita.

— Vai subir, mestre! — gritou o Dedé. — Vai fazer o que faremos um dia, todos nós. Lá vai ele, mestre!

Passou incólume pelos telhados e seguiu brilhante, cada vez menor. O vento faiscava-lhe o azul e eu não o perdia de vista. Há tempos não via subir um balão com tanta força de não voltar.

·O Dedé me chegou perto e como sempre fazia, deu-me um beijo na testa.
— Quem disse que nessa cidade não se pode fazer as coisas que queremos, quem disse, mestre?
Eu fiquei abraçado a ele, olhando pro céu. Apontando, sorrindo. Queria ser tudo nessa hora, uma tocha acesa, um pedaço de nuvem, um pingo de breu, uma calça rasgada como a dele, menos um paraplégico.

35

Um espelho atrás e outro na frente mostravam minha ferida. Lá estava ela, grande, logo acima da bunda. Eu a via inteira, abertamente irônica. Um vermelho vivo no centro, alaranjando-se próximo às bordas. Aí, havia pontos embranquecidos e outros enegrecidos pela crosta que sempre se formava. Ainda muito funda, uma parte era já cicatriz, côncava, pele fina, rosada. Ela toda me parecia imensa.

Mas eu lhe arranjara um inimigo poderoso: o sol. Ao mesmo tempo, ele exterminava a ferida e me conservava vivo. A sensação de vida liga-se muito mais à existência do que ao movimento. Viver é existir, na medida em que se participa, se relaciona. Sentir o sol arder, percebê-lo no corpo, queimando-me que sou, que posso, mesmo deitado, sem andar: eis a vida.

Todas as manhãs eu tomava sol esticado num colchão, na parte do quintal após a cozinha. Acompanhava-me uma alta limonada e um livro. E ficava horas ao sol, cicatrizando a ferida e ardendo-me em vida.

O livro me absorvera tanto que só notei a chegada dela quando seus pés quase tocaram meu rosto. Ergui rápido os olhos e vi a Gê sorrindo da surpresa que me causara.

— Preto da minha vida! —, disse ela, sentando na beirada do colchão. — Você está lindo nesse sol. Leitura, limonada... Me dá um gole disso... ah! que calor, não, amor? Hoje estou tão feliz! — levantou-se ágil e foi até a cozinha. — Ôi, dona Diva, posso pegar um pêssego desses? Ai, que delícia, tenho uma fome! — e voltava mordendo o pêssego, meio dançando e meio correndo. — Estou tão bem, neguinho, que dá vontade de ficar a vida toda com você. Posso almoçar aqui? Quero ficar com você o dia inteiro.

— Deita aqui do meu lado, toma sol, queima as pernas.

Ela estendeu um velho acolchoado ao lado do colchão, tirou a blusa de dentro da saia e amarrou-a abaixo do busto. Suspendeu um pouco a saia e se deitou.

— Ai, que pêssego lindo, que cor linda que você está, que dia lindo, amor! Ô, nego, sua feridinha melhorou!

Com afeto, ela chamava aquela ferida de feridinha...

— Também, com esse sol que tenho tomado, e curativo todos os dias, e minha mãe sempre cuidando...

— E você, muita ginástica? Alguma novidade, ontem?

— Ah, tem que ver! Já consigo engatinhar sem ajuda, menina!

— Andou de joelhos sozinho? Ô, coisa fofa! — ela pegou minha cabeça e a beijou forte. — Ô, amor, sua feridinha está na sombra.

— Precisa puxar o colchão mais pra lá.

— Esse sol ainda fica muito tempo aqui? — Gê perguntou, puxando o colchão da sombra.

— Mais uma hora — respondi, sem hesitar.

— Como é que você sabe?

— Ora, meu amor, já aprendi a ler o tempo pelo sol. Quer ver... devem ser agora... vinte pras onze.

Ela olhou o relógio. — Puxa, são quinze!

— Estou começando a me tornar o homem que sempre quis ser.

— Acho que todos precisavam um pouco desta sua paralisia.

— Pelo menos aprenderiam mais do sol...

— É... ela não paralisa tanto como se pensa.

O sol nos queimando. A limonada baixando no copo. Os pêssegos adoçando as bocas. A manhã linda, azul, toda nossa.

— Sabe, Gê, chega mais perto, te amo, sabe?

— Também te amo.

— E amo este meu entendimento das coisas. Entro nelas. Gozado, me sinto como quem apenas aguarda a vontade de se mover...

— Como se bastasse só a vontade.

— É como se eu estivesse alongando essa paralisia, por sentir que ela tem muito que me ensinar. Difícil entender, né?

— Difícil, não, pois te conheço. Mas é estranho. Eu não agüentaria, me sentiria morrer a cada dia.

— E não morreria hoje, amanhã e nem depois. Acabaria vivendo e valorizando as coisas como eu. Sentir-se apto naquilo que se contempla. A beleza de teus gestos, Gê! Ajeita o cabelo, amarra a blusa, oscila manso a perna. Eu olho, admiro, é bonito, é movimento, é...

— Ah, quer dizer que antes não via nada disso.

— Via, claro, mas hoje não vejo apenas o movimento e a graça da execução. Vejo a capacidade de executá-la.

— Eu entendo, seu bobo. — Deu-me um beijo e me fez morder um pedaço de mais um pêssego.

— Olha, Gê, um pêssego mordido assim, não é apenas uma fruta comida, mas algo que se revela, se expõe: a cor dele, Gê, o sabor, o líqüido doce a correr de sua carne. Gê, esse pêssego, nesse momento, é um ser que nos participa e nos pertence. Ver as coisas como se vê um filme na mão, quadrinho por quadrinho, sentir cada transformação.

— Isso tudo é muito bonito, mas viver não é só contemplar. Pra mim você vive uma falsa realidade.

— Eu vivo uma realidade fantástica. Me fascina existir em mim a ação do que vejo.

A ferida ficou mais uma vez na sombra. A Gê puxou o colchão para o sol. Depois deitou-se de novo ao meu lado, com sua cabeça bem perto da minha.

— Sabe, amor — dizia-me ela. — Mesmo paralisado você tem que ser um cara ativo, e não só contemplativo.

— Mas hoje, é essa contemplação que me faz ativo.

— E meu receio é que continue apenas contemplando.

— Gê, ouça, Gê — eu lhe ajeitei o rosto bem na direção do meu — quando se perde na metade do caminho o que se tem que carregar pra sempre com a gente, fica-se procurando o que se perdeu, em todas as coisas, sabe. E tudo fica importante, porque o que se perdeu está em tudo!

— Mas você não...

— Pssiu — eu pus de leve a palma de minha mão na frente de sua boca. — Agora só me ouve, tá? Quando falo do sol e sinto que ele se locomove, eu vejo pernas nele, e o acho grandioso. Enxergo pernas em teus braços, em teus cabelos, porque eles têm vida! Vejo pernas nas mãos da Zéfina fazendo comida. Amo as pernas das pessoas porque ainda amo as minhas pernas, e elas me faltam. Às vezes eu me pego chutando certo quando vejo na tevê um cara perdendo um gol, chutando fora. Parece que posso, entende? Acho lindas as pernas da formiga, da mosca ou de um cão. Eu contemplo e procuro minhas pernas em tudo que se movimenta.

— Mas se esquece que elas continuam em você e ainda podem te levantar.

— E você acha que não estou fazendo nada pra que elas voltem a me carregar?

— Ô, neguinho, — ela segurou-me o rosto com as duas mãos.
— Estou fundindo sua cuca, né?

— Não funde não, Gê. Te gosto assim. Você está solta, dizendo que vai ficar o dia todo comigo. Que aconteceu, não se trabalha, hoje?

— Nem hoje nem nunca mais naquele ranço de escritório. Você não me achou solta, livre? Pois é, chega de ser advogada. Mixou, encheu definitivamente meu saco. Tenho nojo disso! Ah, e tem mais: sabe de onde venho? Faculdade de Belas Artes. Vou fazer vestibular pra teatro, Arte Dramática.

— Tá brincando comigo!
— Verdade, amor. Já trouxe o programa, apostilas, tudo.
— Porra, teatro! Espera o quê desse curso?
— O que espero? — ela colocou as mãos na cintura e girou o rosto para os lados e para cima. — Espero me realizar como atriz! Ah, ele fica putinho da vida! E você acha que eu não posso ser uma atriz?
— Qualquer pessoa pode, nada contra. Mas você...
— Qualquer pessoa, menos eu. Italiano, mafioso, te amo, seu chato. Vou buscar as apostilas pra você ver.

Ela se levantou rapidamente e saiu correndo pelo quintal.

Eu teria que controlar meu ciúme, embora percebesse já que ela começava a se dividir e a buscar um complemento mais estimulante para sua vida. Eu sabia que a perderia um pouco por essa escola.

— Pronto, amor — voltava ela — dê uma olhada nisso. Acho que em quinze dias de estudo eu estou dentro.
— Ah, legal... — folheei algumas páginas. — Isso tudo você tira de letra! Hoje a gente já começa a ver alguma coisa.
— É mesmo? Nem acredito em tanta gentileza...
— Claro, sua chata. E aquele outro pacote, o que é?
— Ah, amor, te comprei isso. Acho que você vai achar muitas pernas aqui.

Ela abriu o pacote. Era um estojo de tintas guache, um monte de pincéis e umas dez folhas de papel para pintura.

— Você não acha que está na hora de usar um material decente?
— Vem cá, sua maravilhosa!

Essa mulher começava a me empurrar para uma vida incrivelmente colorida.

36

Uma cadeira de rodas é um vestígios de pernas.

Chego à geladeira e pego uma fruta. A cadeira me leva até a estante e escolho um livro. No quintal, brinco com uma raquete de tenis: bolinha vai, bolinha vem. Sentado numa cadeira de rodas.

A cadeira me leva ao teatro, de preferência sem escadas. Vou ao cinema e até ao futebol! Passeio por alamedas arborizadas, tomo um chope num barzinho de calçada. Apóio uma criança em meu colo e lhe sorrio com brincadeiras.

Numa cadeira de rodas eu pinto.
Numa cadeira de rodas eu sonho!
E me sinto quase o homem da primeira página...
Mas às vezes me dá uma vontade de ficar em pé!

Eu estava ao sol, em meu quintal, esperando a hora do almoço. O carteiro colocou uma carta na caixa. Rodei a cadeira até o portão, naturalmente, sem perceber que caminhava através das rodas. Era já a vida em comum com algo que me parecera antes tão assustador. Li a carta, sorri e rodei até a roseira. Acariciei a pétala de uma rosa: quem me escreveu merecia aquela flor naquele instante.

Depois, surpreendi-me concluindo que as rodas me levavam, mas quem ia era eu. Que identidade de méritos e funções! Lembro meus amigos, paraplégicos cadeiristas, e vejo Elô descontraída nos supermercados, nas lojas e avenidas, e tão livre lavando roupa, louças e cozinhando. E fecho os olhos ao lembrar que sua maior emoção é quando sonha que está andando com sapatos de salto alto... Tão bonita Elô é sentada, e tão mais linda seria Elô em pé.

Quanto irreversível contido na paraplegia! Mas nós, paraplégicos, não sei porque, acreditamos sempre no intangível... pousado muito além de uma cadeira de rodas.

Quem usara pela primeira vez as rodas para ir e vir sem pernas? Quando?

Curioso, fui saber que a cadeira de rodas surgiu milhares de anos após a roda e a cadeira. Aleijados e doentes eram carregados ou permaneciam em camas.

Um exemplo marcante de cadeira para inválidos é a de Filipe II, rei de Espanha, construída em 1595. Movia-se sobre quatro rodas pequenas, com encosto reclinável, apoio para as pernas e um estribo. Mas era apenas uma cadeira de rei... Um carregador de carvão, se paralítico, ficava mesmo na cama.

Foi um alemão, Stephan Farfler, de Aldorf, perto de Nuremberg, o primeiro a se locomover numa cadeira de rodas. Paraplégico desde os três anos, ele mesmo a idealizou e construiu quando tinha 22 anos, em 1655. Era uma cadeira baixa, pequena, toda de madeira, com duas rodas atrás e uma na frente. A da frente era acionada por duas manivelas giratórias. O próprio Stephan a movimentava. Ele utilizava essa cadeira, não apenas em casa, mas saía com ela, trabalhava e passeava. Usou-a até sua morte, aos 56 anos, ocasião em que esse veículo foi levado à Biblioteca Municipal de Nuremberg, onde ficou exposto até 1945, quando um bombardeio o destruiu.

Pode-se considerar essa cadeira do Stephan como a primeira construída para um paraplégico. E que podia ser movimentada sem o auxílio de outra pessoa. Mas foi apenas a iniciativa isolada de alguém com coragem e ânsia de liberdade.

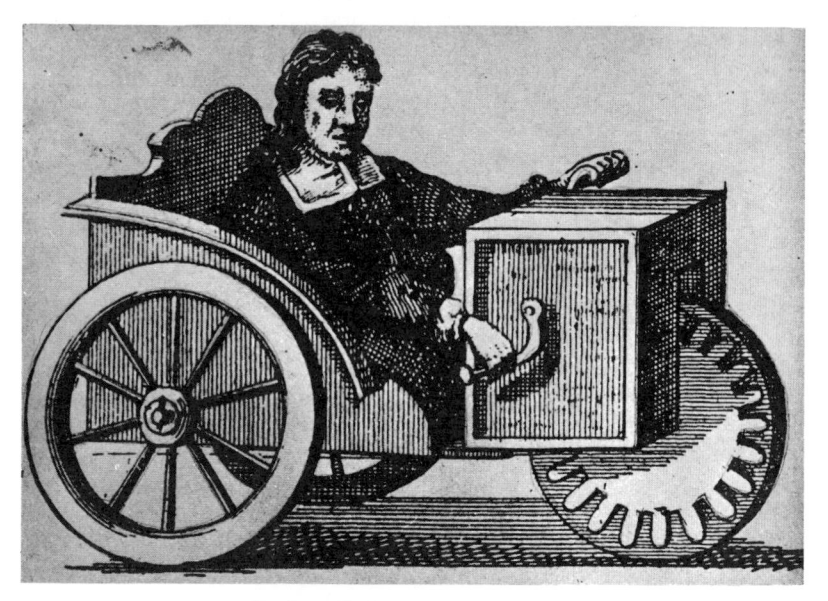

Stephan Farfler em sua cadeira

Os tempos seguintes, apáticos e rudes, não construíram senão alguns poucos tipos curiosos de cadeiras de rodas.

Em fins do século XVIII surgiu na Inglaterra uma cadeira que se tornou a sensação da época. Duas rodas grandes de ferro, atrás, e uma pequena na frente. A armação também era de ferro. E havia até uma capotinha... Pessoas ilustres, que não paralíticos nem inválidos, a usaram como requinte social.

Depois, o homem teve de acomodar as seqüelas de suas lutas. E as cadeiras de rodas evoluíram na forma e praticidade.

Durante a guerra civil americana, surgem cadeiras com grandes rodas de madeira na frente. Tinham raios também de madeira e um círculo sobressalente para auto-impulsão. Atrás, duas rodas pequenas.

No início deste século, a bicicleta emprestou à cadeira a roda de arame.

Vejam só: um tal Erbert Everest, engenheiro, ficara paraplégico em 1918. Insatisfeito com o tamanho e descomodidade das cadeiras de madeira, instalou uma empresa em Los Angeles. E produziu, em 1933, a primeira leve e dobrável cadeira de metal! As rodas grandes com aros de impulsão colocadas atrás. E duas pequenas na frente. Em 1933... desde aquele alemão, o Farfler, em 1655!

Aí, então, a cadeira de rodas acompanhou o ritmo do século. E hoje, quanto mais automóveis, mais cadeiras de rodas.

Uma cadeira como a minha foi aperfeiçoada nos últimos trinta anos. É o tipo mais prático, modelo universal. Um veículo simétrico, constituído de uma armação, quatro rodas — as grandes atrás, as pequenas na frente — e apoio para as pernas. Toda estrutura é composta por tubos e barras circulares de aço resistente. O resto é de couro, confortável... É leve, dobrável, incrível! Eu a vejo agora como se fosse um dos carrinhos com que eu brincava quando era criança.

Talvez porque eu já estivesse me levantando dela...

37

O erguer-se de uma cadeira de rodas requer estágios lentos e duvidosos. A prancha é o primeiro deles. Finalidade: reequilibrar na posição vertical a circulação sangüínea de quem ficou um longo período apenas deitado e sentado. É uma espécie de maca, e gira em torno de um eixo, da horizontal para a vertical. Seu deslocamento pode ser controlado em várias posições intermediárias.

Eu ficava preso nela através de correias que passavam nas pernas, nos joelhos, quadris, e na altura do peito. E os pés eram apoiados em dois suportes fixos na própria prancha.

Eu subia um pouco, me esfriava a cabeça. Voltava à horizontal. Tentava outra vez, mais alto. Tão bom erguer-se! Mas empalidecia, as cores esmaeciam, e eu não agüentava: "Abaixa, que não dá!" Antonio girava a manivela, e a prancha baixava. Eu deitado novamente.

— Tem que ir devagar, seu João — dizia o Antonio.

Mas dentro de mim, o Joca retrucava:

— Desmaia, João! Sobe até desmaiar, ou você nunca subirá.

Vai ver que fácil, desmaiar e conseguir.
— Pode levantar — eu falei ao Antonio.
— Mas, já, seu João?
— Desta vez vai dar.
A prancha começou a subir. Eu respirava fundo, muitas vezes. Subi mais, uns 45 graus com o chão. Entrou um velho na sala, ele arrastava uma perna e se apoiava em sua mulher. Eu procurava me fixar na rosa atrás da vidraça. O vento a balançava um pouco.
— Sobe mais, seu João?, perguntou Antonio.
Eu estava bem, mas hesitei.
— Até desmaiar, João! — insistiu Joca lá dentro de mim.
E subi, respirando sempre fundo. Quase na vertical, a rosa ficou distante, esfriou-me as mãos. Na nuca, o vácuo longínquo. E a cabeça pendeu, nula.
Acordei na horizontal. Desmaiar foi tão fácil, e erguer-se, tão prudente. A prudência fica do avesso quando o objetivo é a transformação.

Por isso, eu já considerava poucas as ginásticas feitas apenas no hospital, e irrisórias as duas vezes por semana que tentava ficar em pé na prancha. Eu queria mais movimentos. Minha vontade possuía forças inesgotáveis, e eu tinha de usá-las todas, em todos os momentos.

Então, a garagem de casa foi transformada numa sala de fisioterapia. Um tapete para ginástica, largo, alto, meio duro. Junto à parede da esquerda, duas barras paralelas — eu as usaria em breve, com certeza. Uma escada de madeira fixada na parede do fundo. E um duplex — carretilhas por onde correm dois pesos para os exercícios de braço. Conseguimos também uma prancha emprestada.

Meu pai cuidara de tudo. E como deve ser duro a um pai providenciar a construção de duas barras paralelas... para o próprio filho. E como deve tê-lo machucado mandar fazer uma escada para que seu filho usasse numa corajosa tentativa... de ficar de joelhos. E como deve maltratar um pai a incumbência de conseguir um tapete sobre o qual seu filho, de vinte e sete anos... começaria a engatinhar de novo. E ele arrumara tudo com a força e o sorriso de quem estivesse encomendando peças para a construção de um automóvel novo.

Com tudo isso em casa, eu poderia redobrar minhas ginásticas. E me sentia estimulado, porque já engatinhava sozinho e com·maior firmeza. Já conseguia rolar pelo chão sem ser puxado pelas pessoas. Ficava de joelhos em frente da escada, e até me soltava um pouco. Usava já pesos de três quilos para os movimentos dos braços. E depois que comecei a ficar na prancha todos os dias, a posição vertical foi alcançada com mais facilidade. Não tinha quase tonturas, e agüentava em pé durante uma hora.

Todos os dias eu retornava às ginásticas com entusiasmo maior. Esperava sempre que em qualquer momento mexeria algum músculo. E o momento poderia ser o próximo, e o próximo... Por isso, eu não poderia afrouxar as tentativas.

38

A disciplina é o caminho mais curto entre a perda e a reconquista. Eu disciplinara todas as minhas atividades. Coordenara meus horários em função de minha recuperação.

Pela manhã, após funcionado o intestino, eu ia para o sol curar a ferida. Depois, ficava em pé na prancha. À tarde, até as três horas, eu desenhava, ou pintava, ou lia: fertilizava o espírito. O período das três às seis era preenchido pelas ginásticas ativas feitas por mim, e pela movimentação passiva executada pelo Antonio em minhas pernas. Nos dias em que ele não vinha, esses exercícios eram feitos ou por dona Elza, ou por tia Ester ou por minha mãe. Elas haviam aprendido tudo. Eu não ficava, pois, nenhum dia sem ginástica. Às seis horas eu ia para a cama tomar um banho, e continuava nela. A noite era dedicada integralmente aos amigos... e aos amores. Eles estavam sempre comigo.

Dentro dessa programação, surgiu um problema: no melhor horário para eu ficar em pé, não havia em casa um homem que me colocasse na prancha. Ela era muito alta e eu, muito pesado. Teríamos, pois, que encontrar alguém que nos ajudasse.

— Já sei, mãe! O zelador do prédio da frente. Ele está sempre na porta, se a gente pedir ele vem.

Eu nunca dissera àquele homem nada além de bom dia ou boa tarde. Nem ao menos lhe sabia o nome.

— Pssiu... — minha mãe o chamou, do portão de casa mesmo.

Ele varria tão bem, a calçada fronteiriça ao prédio, que parecia varrer a própria sala de jantar. Pode-se medir a presteza de uma pessoa pela maneira com que ela maneja uma vassoura. Ao ouvir o chamado, levantou a cabeça, olhou os lados, procurando, e olhou em frente, na nossa direção... Aí, apontou o peito, se era com ele. Minha mãe fez-lhe um sinal com a mão. Ele encostou prontamente a vassoura na árvore e atravessou a rua, quase correndo.

— Pois não... estou às ordens.

Um acentuado sotaque português. Objetivo, limpo. A testa alta, arredondada. Os olhos semi-esverdeados. Sob o nariz, um fino bigode preto. As bochechas coradas, penduradas num rosto saudável e amigo. Quanto tempo aí na frente, e eu não percebera. A calça rancheiro arregaçada. A camisa meio pra fora. Um homem, um sorriso, um coração: o seu Tobias, apenas.

A vida me emprestava outra ferramenta. Forte e ao mesmo tempo meiga. Suave, e positivamente agressiva. Ah... essa ferramenta... essa ferramenta!

39

A transformação é a busca do que se perdeu. Mas o que se pensa que se perdeu pode ter sido apenas emprestado à vida. Talvez um dia ela nos devolva o que nos tomou — e um pouco mais, até.

Os empréstimos à vida são recompensados por propostas da própria vida. Quase todas vantajosas, mas difíceis e rudes. Com riscos e incertezas, desafiando nossa coragem, nossa vontade, nossos ímpetos e decisões. A vida gosta de fazer essas barganhas com as pessoas. Ela é fascinante, porque surpreendente.

— Vou levar-lhe as pernas — disse-me ela — mas só o de dentro. A armação continua. Você terá que procurar o de dentro, o que dá forças às pernas. Eu lhe darei oportunidades e todas as ferramentas. E você não deve desistir nunca. Mas não posso garantir a devolução delas: sua dúvida será seu estímulo. E essa procura o fortalecerá tanto que algum dia você julgará já ter encontrado o de dentro de suas pernas. Mas terá sido o de dentro de você. Lute, João, e eu o ajudarei!

A vida é empolgante. Digna, nobre, justa. Fugaz e brilhante! Uma gota suspensa à boca da torneira. O reflexo do sol num pingo de chuva.

40

Uma tela é um cuidado, um desabafo, um horizonte. Quando em branco, é secular. Recolhe o passado, acolhe o presente, escolhe o futuro. Com cores, é um cântico: amansa, liberta, pune e consome.

Pincéis: ferramentas indecisas em meus dedos fracos, revelam-me uma nova forma de vida. Que ficara escondida atrás de minhas pernas fortes. Murcham as pernas, e brota a pintura. E a vida passa a ser a trilha da arte.

Pinto todos os dias. A pintura me carrega por caminhos em que eu nunca imaginara penetrar. Mas sinto que ainda *preciso* dela mais do que lhe *acredito*. Ela se oculta por trás de segredos tão profundos.

— Esses segredos, João, você os conhecerá a cada pincelada.

— Eu os conhecerei, Joca, somente se pintar bem.

— E você pintará bem, se quiser e se dedicar. Pintar, João, não é apenas rabiscar formas e colori-las. É muito mais. Pintar é se tornar íntimo. Brincar e se responsabilizar. Deixar-se perto e longe. Este quintal, o sol no rosto, as pessoas nas ruas. O que te cerca, amargo ou doce, tudo entra em tua pintura como forma e cor. Pintar é se aproximar e, ao mesmo tempo, livrar-se de si mesmo. Joga na tela o que lhe é a mais, e abre espaços para novas cargas emocionais.

— Eu sinto isso, Joca! A pintura me alivia... isso mesmo, alivia! Me deixa inteiro outra vez.

— Pinte muito, João, e sempre. A pintura é pra você a substituição. É a forma nova, a vida intata.

— Substituição? Mas...

— Exatamente, substituição. Pinte como ia à praia, jogava bola. Pinte como fazia amor, como trabalhava. Faça da pintura vida, movimento, potência. E você criará, e quem cria penetra na vida e se deixa penetrar por ela. Porque a arte é a própria vida.

— E essa cadeira, e essa paralisia?

— Elas lhe possibilitaram a pintura...

— Mas... minhas pernas terão que voltar a andar. Preciso delas!

— E elas apenas andarão novamente. E suas mãos? Elas serão capazes de pintar, e criar caminhos novos, formas novas de existência e de ser.

41

No compasso da noite, as luas efêmeras nasciam e morriam atrás das nuvens. Sem máculas de tédio nem cansaço.
Na cabeceira do amor, dois copos com bebida vermelha. Além dos travesseiros, o brilho fugaz da luz de açúcar refletido nos metais da corrente pousada fora do pescoço.
A Gê calava em seu sorriso uma alegria de solavancos: ingressara na escola de teatro. E nós comemorávamos. Maciamente, ela acariciava meu pênis, ereto já por algum tempo.

42

Na manhã seguinte, o sol se espatifava em minha bunda. A ferida ainda lá, viva e bem aberta: o legado maior dos primeiros dias de hospital. Mais invencível que a própria paraplegia.
— Oh, menino forte, que pra ganhar a vida lutaste até a morte. Oh, menino bravo, que pra ter a rosa venceste até o cravo.
— Seu Tobias! Continua, continua.
— Ah, gostaste, é? Às vezes faço umas trovinhas... estás numa viducha serena, hein. Um solzico, lendo um livro, ouvindo os passarinhos... veja aqui, quase uma poesia.
— O senhor faz poesias?
— Em Portugal, na aldeia onde eu morava, fazíamos desafios em versos. Fiquei traquejado nas rimas.
— Bom dia, seu Tobias — era minha mãe que passava pelo quintal. — Como vai o senhor?
— Bons dias, dona Diva! — ele, que se agachara ao meu lado, ergueu-se num pulo e começou a gesticular. — Eu vou no rumo que os ventos me levam; na direção que as águas me navegam; subo às alturas que o coração me eleva; vagueio nos horizontes que os sonhos me carregam.
— Olha só, João, o homem aí é um poeta, também.
— Não sou poeta — dizia ele, sorrindo e corando nas bochechas. — Minha alma que é tagarela.
— Escuta aqui, seu Tobias — minha mãe lhe falava com repreensão e estima ao mesmo tempo. — Nós lhe pedimos que nos ajudasse a pôr o João na prancha, apenas. Mas já várias vezes o senhor chega bem antes e coloca ele na cadeira, na prancha,

deixa ele em pé, depois volta pra tirá-lo, e de tarde ajuda a colocá-lo no tapete... Deste jeito...
— Desse jeito o quê? O que se quer fazer por ele, não se pode. Só Deus é que pode. Ora, dona Diva, o que faço é pouco, muito pouco... como é, garotão, já vais para a prancha?
— É só fazer um xixi.
— E arrumar o curativo aí atrás — disse minha mãe.

Ela ajeitou o curativo, e eu urinei num saquinho plástico. Eu conseguia urinar massageando a bexiga. Quando muito cheia, ela funcionava sem massagens.

A Zéfina me pegou pelas pernas, seu Tobias pelas costas, e me colocaram na cadeira. Depois de deitado ao sol, as tonturas eram inevitáveis ao me sentar. Seu Tobias reclinava a cadeira, levava-me para a sombra e esperava que eu ficasse bem.

Na metade do caminho rumo à sala eu voltei a ficar tonto. Ele parou e abaixou novamente a cadeira. E assim reclinado, eu encostava a cabeça em seu peito. E passava a tontura.
— Queres ficar mais um pouco deitado, queres?
— Não, acho que podemos continuar.

Chegamos perto da prancha. Quando eu a usava costumávamos deixá-la na sala. Havia um espaço grande e bem arejado.

Agora, minha mãe e a Zéfina pelas pernas e o seu Tobias pelas costas. A prancha era bem mais alta que a cadeira. Eram necessários muita força e muito cuidado para não raspar a ferida.

O seu Tobias já sabia tudo. Ele e minha mãe amarravam as correias em meu corpo. Minha mãe aprendera todos os princípios que devem orientar uma mulher que é mãe de um paraplégico. Atitudes decididas, energia e lucidez incomuns. Nessa luta incessante, ela batalhava com destemor, mantendo-se vigilante a tudo que tivesse alguma participação em minha recuperação: desde o médico até o menino da farmácia.

Então, bem amarrado, eu começava a ser colocado em pé. Seu Tobias manejava a inclinação da prancha.
— Pode subir mais, seu Tobias, sem nenhum perigo.
— Sem tonturas?
— O que tinha que dar, já ameaçou e não deu. A coisa está cada vez melhor.
— Pronto! Já estás em pé. Inteirinho na vertical.
— Agora eu fico em pé até o meio-dia.
— São onze e dez; agüentas até lá?
— O senhor duvida?
— Acho até que consegues. Antes do meio-dia estarei cá novamente.

E eu continuaria em pé, ali, na sala, preso à prancha. Como um monumento erguido pelos esforços de muita gente. Era ainda um monumento pela metade. Mas, já levantado, a caminho do acabamento final.

A prancha se tornava uma rotina. Eu já alcançava a posição vertical sem tonturas. E percebia que logo poderia estar vestindo uma roupa nova: um aparelho ortopédico.

43

> DR. REYNALDO GASPAR CALIA
> Neurologia Reabilitação
> C. R. M. 9.354 — C. P. F. 041396408
>
> Para João Carlos Pecci
> 13 - FEV - 69.
>
> Aparelho tutor (órtese) bilateral longo, com cinto pélvico rígido, apoios isquiáticos simples, bloqueios em anel nos quadris (180°) e joelhos (180°) e 90° anterior nos tornozelos. Sapatos pouco flexíveis, tiras em T para varo bilateralmente.
>
> Calia
>
> CONSULTÓRIO: Hospital Samaritano - R. Cons. Brotero, 1.486 - Fone: 51-4312 - S.P.
> RESIDÊNCIA: Rua Paranaguá, 61 - Telefone: 71-6571 - S.P.

44

A palavra ortopedia origina-se das palavras gregas *orthos*, que quer dizer *direito*, e *paideia*, que significa *educação*.

À primeira vista, pode-se afirmar que a ortopedia é a arte de endireitar as pessoas. Ou a ciência de consertá-las.

Um aparelho ortopédico ou órtese reúne as grandes exigências no tratamento que as deformações requerem: serve de guia, de sustentação, e ajuda o homem a resistir à ação da gravidade para se manter ereto, em pé, que parece ser sua condição primordial.

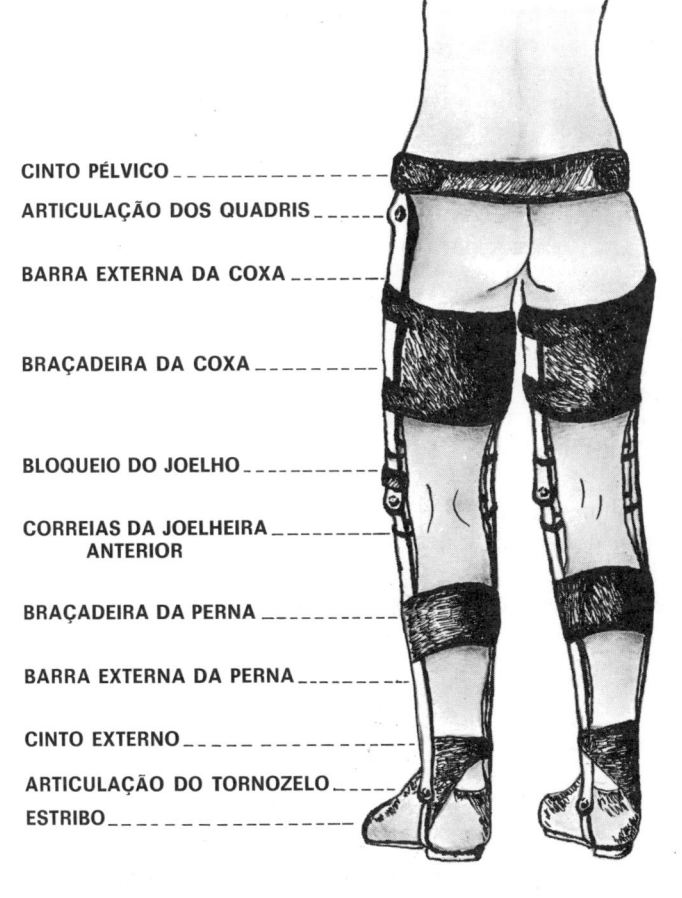

- CINTO PÉLVICO
- ARTICULAÇÃO DOS QUADRIS
- BARRA EXTERNA DA COXA
- BRAÇADEIRA DA COXA
- BLOQUEIO DO JOELHO
- CORREIAS DA JOELHEIRA ANTERIOR
- BRAÇADEIRA DA PERNA
- BARRA EXTERNA DA PERNA
- CINTO EXTERNO
- ARTICULAÇÃO DO TORNOZELO
- ESTRIBO

Aparelho tutor, bilateral longo, com cinto pélvico rígido

45

Completa-se uma fase e pensa-se que quase se conseguiu.
Quase: palavra esquisita.
O mesmo mundo que lhe cabe dentro, fica-lhe fora.
A mesma alegria pelo conseguido é a tristeza do inatingido.
É o quase.
É a bola na trave. O grito de gol sufocado.
Quase!
É o desencontro.
Quase!
É a reprovação por meio ponto.
É a nuvem nos céus do nordeste, que continua como nuvem.
É o segundo lugar.
É o beijo... no rosto!
É o amor... nas coxas!
É o fio de vela solto na última volta do Grande Prêmio.
É o prematuro que não resiste.
São os 40% do mínimo salário.
São os doze pontos!
Quase!
Quase: porta aberta para o tudo, e um declive para o nada.
O romântico na chuva.
A moça de tanga.
O ciúme, a briga, o telefone que toca... mas a voz é da tia!
Quase!
A derrapagem.
Puxa! era só um pouco mais de atenção na curva...
A vértebra trincada.
Quase!
É o aparelho ortopédico.
Eu estava quase andando...
Quase!
O imenso vácuo de cinco letras entre a esperança e a certeza.

46

Mãos de náufrago, as minhas. Agarrado às paralelas, aprender a andar de novo. Em pé, mas estacionado num aparelho ortopédico.

No espelho em minha frente, pernas finas espremidas por duas hastes de aço. Via meus pés apoiados no chão, mas calçados com sapatos carrancudos. Eram pés tão rígidos, tão estáticos! Minha barriga saltada, grande, envolta por um cinto de couro.

Fazia calor, e minha única roupa era uma fralda e a faixa elástica que prendia o curativo da ferida. Seminu, músculos minguados, e emoldurado por aquele aparelho, eu era uma figura grotesca. Incrível que um ser humano pudesse sofrer tamanha transformação física. Incrível, mas absurdamente real.

Minhas mãos apertavam as paralelas com força desafiante. Eu me sustentava em pé, imóvel. Mas, atingido pela implacável situação nova, meus braços se enfraqueceram, a cabeça esfriou, a sala toda rodou... e quando voltei do desmaio estava sentado na cadeira de rodas, logo na entrada das paralelas.

— Saco! eu pensei que agüentasse mais.

— É assim mesmo, seu João — dizia-me o Antonio, calmamente. — O senhor descansa um pouco e tenta outra vez.

Passou cinco minutos e resolvi me levantar de novo.

— Chega bem na beirada do assento — explicava-me o Antonio — até os calcanhares tocarem o chão. Isso, seu João, assim mesmo. Agora, apóie-se bem firme nas paralelas e tente erguer-se da cadeira trazendo suas pernas para trás. Quando estiver quase em pé, jogue os quadris para frente. Vamos, seu João! Força, vamos!

Na voz dele, uma rara empolgação. O fisioterapeuta é um modelador de músculos, um artesão do físico humano. E me ver em pé, mesmo de aparelho, era uma vitória. Por isso ele vibrava.

Fiz muita força. Os braços queimavam, os ombros ardiam. Consegui puxar as pernas para trás. No impulso final, fraquejei. Antonio me ajudou. Bastou ficar em pé, e a cabeça rodou de novo. Ele me amparou pela cintura e deu tempo de sentar.

Que batalha dura, a paraplegia, gente! Que batalha dura! Sem teimosia não se vence a natureza. E, teimosamente, tonteei mais duas vezes. Na terceira consegui ficar em pé sem tonturas.

Aí, tentei me mexer, me mover nas paralelas. Quase nada!

— Apóie-se com força, seu João, e procure erguer o corpo, levantar os pés do chão.

— Não dá, Antonio, não dá! Estes ferros me prendem todo!

— Mais força nos braços, seu João, nos braços.

Parecia-me carregar cinqüenta quilos. Aquelas peças de aço me agarravam e me possuíam externamente. E eu sentia, já, o quanto elas poderiam me consumir lá por dentro de mim.

— Todo bloqueado, Joca! Pensei que fosse andar com esta droga!

— Perdendo a vontade de lutar, João? Em paraplegia, quanto mais se avança maior é a luta.

— Este aparelho é uma bosta! A antiliberdade de um homem.
— De um homem fi-si-ca-men-te normal, sim. Mas em suas condições, não. Esse aparelho não lhe dá liberdade física, mas lhe facilitará alcançá-la. Dentro das circunstâncias da paraplegia.
— Porra, Joca! Sempre a paraplegia!
— Você pensou livrar-se dela num estalar de dedos?
— Pensei que esse aparelho me fizesse andar...
— A locomoção é *sua* função, e não dele. Ele o mantém em pé. O resto é você quem fará.
— E vou usar sempre esse aparelho me atravancando todo?
— Um paraplégico não comanda os músculos. Seu corpo só ficará em pé se forem bloqueadas as articulações. Caso contrário, os quadris não se mantêm, os joelhos se dobram, o corpo cai. A função do aparelho é bloquear as articulações para manter você de pé.
— E precisa ser assim, tão pesado?
— As regiões articulatórias exercem uma pressão muito grande. Daí a necessidade de um material resistente.
— Como se eu estivesse recebendo uma musculatura de aço...
— Tão resistente quanto exige a impotência de seus músculos naturais.
— Ele me parece tão medieval!
— É que você ainda não criou intimidade com ele. O uso constante os aproximará. O aço é o metal adequado para tais aparelhos. Contém a elasticidade e a dureza necessárias para torná-lo flexível e resistente...
— Condições essenciais de um músculo, né, Joca?
— Exatamente. Repara, João, repara como ele acompanha o formato de suas pernas, a ondulação de seus joelhos. Repara como ele se ajeita à curvatura de suas coxas, de seus quadris. É todo um trabalho paciencioso de modelagem. Essencialmente manual e artístico. Um aparelho ortopédico é uma perfeita escultura, João. É uma obra de arte...

47

O curso de teatro, noturno e absorvente, fazia com que Gê ficasse comigo cada vez menos. Eu me sentia substituído e nutria pelo curso uma aversão e um ciúme destrutivos. Sempre que ela o mencionava, eu o atacava. E acabávamos brigando.

Uma noite, após as aulas ela chegou em casa toda animada.

— Ô, neguinho, hoje foi sensacional! Fizemos laboratório, sabe, junto com expressão corporal.
— E dá pra vibrar tanto assim? Tá até transformada! — retruquei com ironia e aspereza.
— É que eu gosto tanto, e não via a hora de te contar. Puxa, teatro é uma vida. Hoje foi todo um trabalho de incorporação do ator ao personagem. Só introspecção, na base de gestos, mímicas e expressões. Um troço que domina a gente!
Intrigava-me qualquer reação feliz dela, que fosse obtida sem minha participação. E minha voz, truncada pelo ciúme.
— Como é feito isso, todos juntos, homem e mulher?
— É, amor, e daí? — Ela sorriu menos e me olhou direto.
— Nada... vai, continua.
— Eram grupos de alunos. Fiz parte de um grupo de seis...
— E quantos homens?
— Ô, João! Quantos homens, quantos homens! Você não quer saber como foi, o que fiz, logo pergunta: quantos homens? Poxa, João, estou lá pra estudar, aprender mesmo. Entenda, de uma vez por todas.
— É isso que não entendo. O que te deu de fazer esse curso? Tem nada a ver com você!
— Como não? Você não pode dizer isso se nem quer saber o que sinto fazendo o curso.
É que eu, paraplégico, ainda não aprendera a amar uma mulher. Ou melhor, não conseguia dar a ela o mesmo amor que lhe dera com pernas fortes. O amor que compreende, incentiva, que participa — mesmo à distância. O ciúme é a viseira mais opaca do amor paraplégico.
Numa outra noite, Gê chegou em casa usando meias pretas, de balé, por baixo da saia. Eu quis vê-la só com as meias. Ela tirou a saia e começou a desfilar na minha frente. Deu uma volta, e deu outra com passos graciosos e gestos leves. E me sorria num desafio físico. As meias modelavam perfeitamente seu corpo. Bem justas, salientavam as coxas, redondas e bem feitas. As nádegas arrebitadas mexiam-se irrequietas. E o vértice de suas coxas evoluía convexo e sulcado no preto justo das meias.
Minhas idéias paraplégicas imaginaram-na representando entre outros rapazes. Comunicando-se, contatando-se com eles. E não me contive.
— Porra, Gê! Aulas só com essa roupa? Todo mundo te pegando, te encostando!
— Que há, João, ficou maluco? Essas meias dão liberdade aos movimentos, é a roupa adotada... Ora, mas que implicância absurda! E eu ainda te dando explicações!
— Os homens também usam essas porcarias, né?

— Usam, usam, todos usam! Você vê alguém pelado? Pois lá ninguém enxerga ninguém desse jeito.
— Você é que pensa. Duvido que ninguém encostou em você.
— Ah, nem me lembro, que bobagem! Ninguém se preocupa com isso, o que se quer é representar.
— Alguém te beijou?
— Ah, não! Agora chega, chega! Você acabou de encher meu saco. Você está um chato insuportável. A única hora que se tem pra ficar juntos, e é essa rabujice miserável.
— A única hora por causa desse curso horrível.
— Ah, eu vou esquentar um café...
— Assim, com essas meias?
— Já disse que não estou pelada! — ela gritou.

Depois, voltou tomando café, sentou-se no chão, ao lado da cama. E ficamos os dois, mudos, olhando a televisão sem ver nada. De repente ela se levantou e vestiu a saia.
— Quer saber, estou com sono e vou me mandar.

Com a ponta do dedo, ela tocou duas vezes meu nariz e saiu sem falar nada. Eu não a chamei, e ela não voltou.

Sem querer, eu minava seu amor com implicâncias tão incontroláveis.

48

O amigo de um paraplégico é um fisioterapeuta em potencial. Há que não forçá-lo, mas insinuar-lhe esta capacidade. E em poucos dias ele agirá como se cursasse há longos anos fisioterapia. Porque a vontade dele é uma só: fazer o amigo andar.

Todos os domingos, lá pelas duas da tarde, o Abrão aparecia por casa.
— Aos domingos pelo menos eu posso ajudar. Só bater papo não adianta nada.

Caipirão de Jaú, barba meio embranquiçada, olhar direto. O Abrão me fora sempre apenas um conhecido. Depois do hospital ele doou-se em amizades e se fez um amigo raro. Desses de pedir e ter na hora.

Chovia, e eu estava em minha garagem desenhando. Eu ficava nela a maior parte do tempo. Sentia-me bem, dentro dela, ainda mais agora que estava limpa e arrumada: uma perfeita sala de visitas. Eu pedira a cada pessoa dois metros de papel de parede, que fosse em tons de azul. E Cleize colou pra mim, cada pedaço, em toda garagem, com esmero e arte. Transformada num céu, minha garagem me representava sempre um horizonte muito extenso.

— Ô, major, vai ficar em pé, já, ou dá pra eu dormir um pouco? — perguntou-me o Abrão.

— Vou acabar esse desenho. Mais meia hora.

— Então manda me chamar, estou na tua cama, tá?

Um vento frio e úmido não me fez demorar nem quinze minutos. Quis ficar em pé e movimentar o corpo, já sentado por mais de duas horas. Na entrada das paralelas, minha mãe esticou-me as pernas e travei o aparelho nos joelhos.

As paralelas ficavam à esquerda da garagem. Uma barra fixa na parede. A outra introduzida no chão em três encaixes que se alongavam por quase um metro abaixo do solo. Essa barra era retirada quando se abria o colchão para ginásticas. As paralelas tinham setenta centímetros de largura e se estendiam por quatro metros de caminhos sem fim... Um espelho alto na parede dos fundos orientava-me nas correções de postura e locomoção.

Apoiei-me nas barras, dei um impulso e fiquei em pé. Meu pai na frente, minha mãe atrás. E eu tentava: mão esquerda adiante, firme na barra, e o esforço pra mover a perna direita. Mas só conseguia arrastá-la um pouco, quase nada. Agora a mão direita na frente, e a tentativa de completar o passo movendo a perna esquerda. O pé raspava o chão e meu equilíbrio era débil, bamboleante.

Que aparelho pesado! Mas seu peso é minha sustentação. Sou eu a única pessoa que pode torná-lo mais leve.

Com muito esforço consigo dar um passo. A locomoção de um paraplégico requer muito treino, insistência. Ela exigirá de mim forças sempre maiores que as anteriores.

— Vai, João! — Lá dentro, o Joca me acionava. — Sem medo! Com vontade de vencer espaços! Força nos braços, João! Facilita a locomoção das pernas.

— Assim eu estarei andando mais com os braços...

— E um paraplégico anda pelos braços, João.

Num instante indeciso, mal apoiado, caí pra trás. Minha mãe me escorou. Meu pai puxou-me logo pra frente. Os dois estavam sempre atentos, prontos para agir em qualquer deslize meu. Esses meus dois amores sempre me ajudaram, nunca me substituíram. O grande perigo da ajuda é a substituição: ela atrofia as iniciativas do ajudado. Eles e eu preservamos íntegra a minha personalidade.

Dei mais duas voltas nas paralelas. Cansado, me sentei. Quando me levantei, o Abrão apareceu na garagem, desperto e disposto.

— Por que não me chamou? Seu Nico e máma, deixa pra mim. Eu fico atrás dele, podem ir pra lá.

— Precisa alguém na frente também — disse meu pai.
— Eu dou conta — falou o Abrão. — E ele já se defende.
— Bem, então vou fazer um cafezinho pra vocês — disse minha mãe, abraçando meu pai. — Vem, meu velho, vem.

E saíram os dois abraçados. Abrão ficou atrás de mim.
— Tá agüentando firme, major?
— Acho que estou sentando muito.
— Usa uma referência, estimula o lado emocional.
— Que é isso de referência, Abrão?

E eu em pé, equilibrando-me em cada passo difícil e cansativo. O Abrão atrás, atento.

— É fácil, major: faz uma aposta consigo mesmo. Por exemplo, ter de ficar em pé até a máma trazer o café. Desafia tua emoção, ela fica mais forte.
— Não há quem não queira ganhar uma aposta, né?

Teimosamente, respirando fundo, fiquei andando até chegar o café. Chegou junto o seu Tobias, esfregando as mãos.

— Ah, esse cafezinho da dona Diva, com esse friozinho... senti o cheiro do outro lado.
— Como é, português, seleção ganha hoje? — perguntou o Abrão.
— É treino, apenas treino. Quero ver no dia da Copa. E o nosso garotão: vais ver o jogo em pé, andando?
— Olha aí, Abrão — disse eu — uma boa referência.
— Aposta dura, major. São 45 minutos.
— Já topei. Só vou sentar no fim do primeiro tempo!

E assim foi. Assisti o primeiro tempo em pé, um pouco parado, um pouco andando, mas em pé. Descansei no intervalo do jogo, e depois permaneci andando todo o segundo tempo. Eu sentia que meus cansaços eram muito mais emocionais do que físicos.

O Abrão revezava com seu Tobias nos cuidados comigo. E andei nas paralelas até o fim da tarde. Vibrando com o jogo, gritando gols, tomando cerveja, e andando, parando, andando, em pé, sempre em pé! Amparado por esses dois amigos "fisioterapeutas", diplomados apenas por uma imensa amizade.

49

Quanto menos na cama eu ficava, mais me reaproximava de meus músculos. Minha resistência nas paralelas crescia a cada dia. E já, várias noites, ao invés de ficar deitado depois do banho, eu retornava às paralelas. E permanecia em pé, na garagem, até o sono me rodear.

Minha garagem começava a se caracterizar como um ponto de encontro. Aquele local obrigatório de todas as noites. Alguns apenas atravessavam a rua e se acomodavam em seus cantos acolhedores. Outros, de passagem, não resistiam ao café das 10 horas, e entravam, e acabavam ficando até meia-noite, uma hora.

Havia sempre uma luz acesa no fundo do quintal: era minha garagem. Várias juventudes freqüentavam-na. Dos 13 ao 30, todos tinham a mesma idade. Alguns se conheciam nela. Muitos se identificavam. Outros se contestavam ideológica e sentimentalmente.

Em pouco tempo, a garagem já não era da casa. E era mais dos amigos do que propriamente minha.

50

Um quadro me responsabiliza porque sinto que posso ser um pintor.

Diante de uma tela, me pergunto:

— Me farão as pernas tanta falta?

E quase me atrevo a responder que não.

Existir é trabalhar, e eu já percebo a pintura como um trabalho fascinante. O trabalho é a própria vida.

Tem dias que discuto comigo mesmo sobre as cores de um quadro. O tempo passa, e passa. E de repente, vivi aquele dia quase todo em função de meu quadro!

Paraplegia e pintura se completam: não há pernas para escapulir e não se precisa de pernas para pintar.

Fazer da pintura minha atividade de vida!

Mas, e as estatísticas, os planejamentos, minha profissão de economista? E o curso de Direito? Falta-me apenas um ano!

Meus valores já mudaram. Um homem com pernas fortes tem uma cabeça. Sem elas, a cabeça muda, fica mais lúcida, pois há que substituir as pernas. A lucidez carregou-me até a arte. Ou a arte à lucidez. Difícil saber.

Construir um mundo meu em função da pintura. Que se possa inclusive ganhar dinheiro.

Orientar minhas vontades apenas às coisas capazes de me tornar inteiro.

Nunca pensei que a ausência das pernas pudesse me evoluir tanto.

Esta luta ansiosa por substituir minhas pernas fez-me conhecer a grandiosidade do momento puro. Sem interferências de capacidades supérfluas nem de opções ínfimas, que possam macular o sublime instante do pensar, do entender. São as regalias da paraplegia, tão profundas, tão intensas.

51

Eu estava pintando em meu quintal. Nisso, meu irmão chegou, parando o carro em cima da calçada, como sempre fazia, bem perto do portão. E me gritou de lá mesmo.
— Ei, velho, você tem tuas chuteiras ainda aí?
Deu-me um nó no coração. Mas era ele quem pedia... Saí de trás da tela e respondi.
— Tenho, claro que tenho.
Ele entrou apressado.
— Tem um jogo agora, e perdi as minhas. Onde estão as tuas?
— Na lavanderia, dentro de um plástico. Engraxadas, hein! Como deixei na última vez...
Ele voltou já com elas amarradas pelos cordões, debruçadas no ombro.
— Que delícia, um irmão tão cuidadoso — e alisava uma delas.
— Estão até tratadas a sebo pra ficarem mais molinhas.
Aí, ele olhou pra tela e deu uma parada.
— Que bonito, hein, João. Que bonito! Tá melhorando. O desenho é teu?
— A criança eu tirei de uma foto. O resto da composição é meu.
Era uma criança brincando espantada com figuras geométricas. Formas puras, todas, inclusive a criança, até crescer.
— Bem, velho, vou indo. Atrasadíssimo!
— Não vá decepcioná-las — eu lhe falei — elas estão acostumadas a marcar muitos gols.
— Teus gols eram só na base da raça. Vou ensiná-las a fazer gols de classe.
— Sai daqui, galinho novo! — rodei a cadeira em cima dele.
Ele riu alto e correu ágil. Uma chuteira dançava em suas costas. No portão ele se virou e me falou exultante.
— Olha aqui, fiz outra música com Vinicius. Na volta te mostro. É linda!
Eu o olhava com um carinho tão orgulhoso.

— Outra música com Vinicius — pensei. — Puxa, quem diria! Ele entrou no carro e pendurou as chuteiras no retrovisor interno. Elas balançavam, uma contra a outra. Não sei se batiam palmas por poder jogar de novo ou se reclamavam zangadas por ter que acomodar outro pé que não o meu.

Minhas chuteiras! Tenho tanta saudade delas, tanta saudade!

52

Num feriado, fui passar o dia no sítio da Gê. À beira da piscina, camarões fritos, caipirinhas e um farto macarrão. Só não entrei nágua por causa da ferida.

Mais tarde, as laranjeiras sombreavam nossas preguiças de depois do almoço. O caminho de terra dificultava o rodar da cadeira. Mas Gê empurrou e chegamos até as laranjas.

— Puxa! Quanto tempo não chupava laranja do pé — eu estava extasiado. — Pensei que não fosse mais fazer isso!

Gê sentou-se em meu colo e pôs-me na boca metade de laranja. O líqüido doce corria por meus lábios.

— Vou pra Europa — disse-me ela, sem rodeios.

Tirou-me a laranja da boca e chupou o lado oposto.

— Europa? Tá louca, fazer o quê lá?

— Ah, estudar, aprender... vou viver! Este país me oprime, por muitas coisas.

— Eu, por exemplo.

— Você assim, tanta luta, tanta força e... ô, neguinho — ela encostou minha cabeça em seu peito. — A barra pesou muito pra gente, meu anjo. Se fico, não fico longe de você. E a gente se maltrata tanto.

— Nem tanto, eu é que sou um chato com teu curso.

Ela descascava outra laranja. O sol chegava-nos pelos vãos das folhas. Coisa estranha, apesar de tudo era um momento feliz.

— Ah, meu amor, semana que vem será a apresentação de nossa peça. Ensaiada, dirigida e representada pelos alunos do primeiro ano. Queria tanto que você fosse.

— Difícil, Gê. Prefiro não te ver naquele palco.

— Você é muito egoísta, mesmo!

Saiu do meu colo e foi apanhar mais laranjas.

Na noite da peça ela esperava que eu fosse, mas não fui.

Logo após, passou em casa. Eu assistia um jogo, deitado.
— Você prometeu que ia, amor!
O cabelo dela ainda preso em forma de touca. Os olhos escondidos por longos cílios postiços. Duas linhas de lágrimas desbotavam a fantasia da maquilagem. Continuei atento ao jogo. Ela se debruçou mais próximo de mim.
— Foi tão bonito! — e ensaiou um sorriso. — Uma hora até me aplaudiram em cena.
— Não dava pra ir, de jeito nenhum.
— Era tão fácil de entrar lá, tudo plano. Quando acabou a peça e não te vi, puxa! — Me senti tão sozinha! Queria que você me visse fazer o que gosto, com seriedade.
Uma bola na trave cortou-me um grito de gol. Gê se afastou.
— Você ouve tudo com tanta frieza. Só falta me mandar calar a boca.
— Nunca topei essa tua idéia de fazer teatro.
— Mas eu gosto e é isso que eu quero.
— Mas *eu* não quero, caramba!
— E você pode querer alguma coisa por mim?
Ela se levantou bruscamente.
— Gê, vem cá, chega aqui perto — falei, até com carinho na voz. — Deixa limpar este rosto.
— Vai sujar teu lençol.
— Não faz mal, pelo menos teu rosto fica lindo outra vez, sem essa pintura. E esses cílios horríveis, amor, deixa que eu tire, deixa. Sou ruim com você, não é?
— Não sei porque. Faço tudo pra te deixar bem...
— E eu te agrido, te machuco, te quero só pra mim. Podo tuas ações, como um paralítico, mesmo. Isso é ruim, amor! E você tem de contornar meu ciúme, minhas idéias loucas, tem de me aceitar, assim. É difícil, né?
Eu a puxei para bem perto de mim e a abracei forte, o mais forte que podia. Eu a queria tanto! Mas não é com os braços que se prende uma mulher. Às vezes me esquecia disso.
O silêncio, o sono intenso de meus pais do outro lado do biombo, a meia luz nos aproximou de carinhos. E nos amamos lentamente. Suas mãos em mim, as minhas nela. O calor da cama, o colar das bocas. O roçar dos corpos, a colisão dos pêlos. O aconchego dos seios, a ereção dos bicos. O pulsar do pênis, o enrijar de suas coxas. O possuir das mãos, dos dedos... e a lassidão suave, o descanso, o abandono manso. E, de repente, a realidade.
— Amor, minha idéia sobre a Europa não vai mudar, sabe. E há mais um motivo pra que eu vá: precisamos parar com esse amor pela metade. Amanhã vou tratar de vender meu carro...
— Pra viajar? É verdade, mesmo?
Ela acendeu um cigarro.

— Antes de tudo, uma necessidade. Estou doente, João. Doente da cuca. Semana passada um cara alisou meus cabelos e quase lhe virei um tapa. Vê se pode, um amigo meu da escola! Me revolto quando alguém se aproxima de mim...

— Você nunca me disse isso.

— Não fico bem ao lado de ninguém. Tenho saudade de você e quando estou aqui, as pessoas me irritam, a gente briga... Você me faz falta, mas não agüento mais esperar, João! Isso é muito lento, e não te quero assim porque te tive inteiro. É tão duro, amor! Me dói teu esforço, teu cansaço, tua vontade. Sempre. Hoje, amanhã, depois. Me dói essa crença que você tem, e que eu não consigo ter. E me faz mal não ter você. Porque as pessoas que conheço são pequenas, são frágeis perto de você.

— Então, fica comigo, Gê!

— Não dá, amor. Preciso de gente que eu nunca tenha visto. Preciso de terra nova, lugares novos. Ouvir uma língua que eu tenha que me esforçar pra entender, pra falar. Preciso de algo forte que me prenda, me interesse.

— Pensa, Gê, esta viagem é uma fuga.

— Se for, será consciente. Será antes uma procura. Preciso viver, João, e só longe de você... Ô, neguinho, não sei porque existe paralisia, não sei porque uma pessoa tem de ficar assim, sendo e não sendo ao mesmo tempo. Eu te quero tanto, mas tanto!

— Só espero que te faça bem.

— Eu decidi, meu anjo. Será melhor pra nós dois. Não quer dizer que não te ame, você sabe. Vou te amar sempre, você é muito forte. E é difícil ficar longe disso.

Dias depois, em frente ao portão de casa, Gê tomou um táxi que a levaria até o aeroporto. Eu lhe acenava e lhe sorria. Acho que nunca sorri um sorriso tão triste e nunca disfarcei minha tristeza com tanta amargura da alegria de um adeus.

53

O ato de defecar é tão importante quanto a capacidade de controlá-lo. A continência fecal depende de dois fatores: 1 — Controle cólico: mecanismo pelo qual o cólon sigmóide retém a matéria fecal até a defecação. 2 — Controle esfinctérico ou controle reflexo dos esfíncteres interno e externo do ânus.

O cólon sigmóide é a parte do intestino grosso que detém o conteúdo fecal até que se inicie a defecação. O reto é a parte do intestino grosso entre o cólon sigmóide e o canal anal. Normalmente, o cólon sigmóide contém fezes e o reto está vazio.

Alguns fatores indicam que o desejo se defecar é causado por um estímulo provocado reflexamente pelo reto sobre o cólon sigmóide — que se esvazia por um movimento em massa. A contração dos músculos abdominais aumenta a pressão endo-abdominal. Os músculos pubo-retais e os esfíncteres se relaxam e a musculatura retal se contrai. O cólon e o reto deslocam-se para baixo e o reto torna-se estreito e alongado... e as fezes saem. Então, a alça do pubo-retal e o esfíncter externo agem fechando o canal, e o esfíncter interno completa o fechamento após a passagem de cada massa fecal.

Diversas disfunções podem interferir no controle esfinctérico. Uma delas, o meu caso: transecção ou lesão da medula espinhal acima dos segmentos sacrais. Os reflexos são mantidos e o intestino esvazia-se automaticamente.

Um paraplégico continua com seu organismo perfeito. Mas sua vontade não age mais sobre ele. Paradoxal. Tudo em mim trabalhava como antes, de modo correto, mas inesperadamente. Quase inacreditável, mas um paraplégico tem apenas alguns milímetros de medula lesada, em todo seu corpo. O restante está íntegro, os órgãos funcionam — mas na hora que bem entendem...

Cagar ou não cagar, eis a questão. E sem poder empurrar. Que merda, João!

O Dr. Gaspar me dizia sempre: "Deixa o intestino funcionar logo cedo, assim você fica livre dele."

E todas as manhãs era introduzido um supositório em meu ânus. Mas um intestino automático é sempre inesperado. Pode agir tanto em cinqüenta minutos como em duas horas. Ainda mais deitado de lado, na cama... O tempo passava, e eu esperando a ação do reto sobre o sigmóide. Sem forças para ajudar! Ensaiava, e não saía. Beliscava lá embaixo, e nada. Parecia que ia, e não ia!

De repente, uma fisgada forte pelos fundos do ânus. Esperava a saída, e não saía. Aprofundava o nariz por baixo das cobertas, e cheiro nenhum. Era só o papagaio cheio de urina. Num paraplégico é uma confusão! Porque urinar e defecar são ações paralelas: um esfíncter ajuda o outro. Mas já era um indício de cocô.

Enfim, a hecatombe. Parecia que tudo se alargava lá por dentro. Era meu organismo trabalhando, perfeito! O sigmóide se esvaziando, o reto recebendo a matéria. E essa chegando ao canal anal apressada, com vontade de sair. O pubo-retal afrouxando sua alça, meus esfíncteres se abrindo!

Um paraplégico não pode contestar a resolução de seu intestino. Aí, ele descarrega tudo: blanc, blac, plonc, ploc, planc... isso quando não pára na porta da saída. Uma tragédia, precisa começar tudo de novo! Mas não parou, saiu tudo. Uma bela pirâmide bem encostada em minha bunda, enchendo a fralda. Que alívio gostoso! E, ato contínuo, mãos ágeis limpavam-me, talcavam-me. Minha mãe e seu eterno zelo. Me deixava prontinho para mais um dia de conquistas.

Mas meu intestino não era sempre tão obediente. Às vezes as fezes se endureciam, e o supositório não transpunha suas paredes maciças. Então, depois de duas horas de espera, eu sentava na cama, fazia movimentos, forçava, forçava muito. Peidava alto e longo e só conseguia pôr pra fora o supositório; branquinho, como se não tivesse sido usado. E a merda toda dentro de mim! O melhor lugar dela é mesmo fora do organismo. O intestino é a medida do sorriso. Pessoa de intestino preso, pode contar, tem sorriso preso.

Incrível, mas é muito mais fácil ter pernas inertes do que um intestino descontrolado, preguiçoso ou valente. Muitas vezes somos mais paraplégicos socialmente do que fisicamente. É que a sociedade exige intestinos limpos e bexigas vazias. Se não...

Ah, os segredos dessa paraplegia em busca de sua tão perseguida e sublime verticalidade!

54

Eu já dominara a vertical. Ficava horas seguidas nas paralelas. Firme, forte e sozinho. À tarde e à noite.

Duas muletas encostadas num canto da garagem me desafiavam, irônicas. Minha vontade era montar nelas e sair por aquele quintal, até o portão da rua, liberto das paralelas. O Dr. Gaspar me prevenira: "Não é fácil manejar duas muletas. É preciso orientação adequada, temos que ver isso."

E as muletas lá, acomodadas. A paraplegia é um jogo, e temos que jogá-lo com riscos e coragens. Não resisti.

— Não sei porque teu pai deixou essas muletas aí — dizia minha mãe. — Teimoso, você é! Sabe que precisa alguém te ensinar, não, tem de ser hoje! Só se o seu Tobias for junto.

Sempre o seu Tobias. E ele prestativo, ativo.

— Queres tentar, vamos tentar. Camões dizia, quando se sente que se tem que ir, resta apenas uma coisa: ir.

As muletas eram de madeira, axilares. Tobias regulou-as com paciência na altura certa, e eu as provei, ainda nas paralelas.

— Ah, essa mão direita!, reclamei. — Não segura nada!

— Amarra-se a mão na muleta, ora, — resolvia o seu Tobias.

Apoiado só nas muletas, me senti com cem quilos. É que elas exigem equilíbrio e força que eu ainda não possuía. Quase me dividi em cima delas, mas não desisti. Tobias atrás de mim. Tentei fazer como nas paralelas. Apoiei-me na muleta esquerda e forcei a perna direita pra frente. Dancei todo. Pendi para os lados, balancei para trás. Seu Tobias me segurou.

— Não cais, não, rapaz. Também, é a primeira vez! Não há chegadas sem tentativas várias. Não há altura que se atinja sem caídas. Se procuras um caminho em que não caias, melhor sentares, desistires da corrida... ah, ah, ah. — Ele ria, como se amparasse uma criança que fosse dar o primeiro chute numa bola. Sua naturalidade me contagiava e disfarçava as muletas, os cansaços, os riscos. — Estás amparado aqui atrás, podes ficar tranqüilo.

Minha mãe e tia Ester na frente, andando de costas. Atentas a cada movimento meu.

Assim escoltado, eu ia. Quase caindo, meio segurado, protegido. Já estava em meu quintal! Não conseguia levantar os pés do chão. Eu os arrastava. Os passos, muito curtos. A cada investida eu cambaleava. Mãos me protegiam. E mais um passo, mais uma arrastada. O essencial era estar fora das paralelas. Poder vencer espaços em pé, erguido!

Não me importava usar erradamente aquelas muletas. Sabia que teria muito a aprender até manejá-las de maneira certa. E o portão da rua cada vez mais perto. Eu exultante, cambaleante; contente, desequilibrado; sorridente, arrastado. Eu queria contestar os diagnósticos. Quebrar as teorias sobre minha recuperação. Ia chegando no portão, e pensando: "Eles diziam que eu nem sentava numa cadeira! E aqui estou eu, em pé! Montado em duas muletas, mas em pé! Já no portão da rua, sem cadeira de rodas!"

Parei no portão, escorado por Tobias. Olhando a rua, mostrando-me, sentindo as reações. Diante de mim, as pessoas pareciam levar um susto. — "Um rapaz de muletas! Que pena, tão moço!" — O pensamento se lhes escrevia na testa, nos olhos, nos gestos. Algumas esqueciam o pescoço virado e quase tropeçavam. Como é inquieta a alma humana diante das deformidades! Não deixar as pessoas penalizadas dependeria muito mais de mim do que da sensibilidade delas.

Eu calado, entendendo. Analisando minha grande façanha: chegar até o portão da rua, apoiado em duas muletas. É incrível como a vida pode transformar em façanha uma simples caminhada de vinte metros... incrível!

55

É um privilégio ser ensinado por uma mulher a manejar duas muletas. Ainda mais sendo ela loura, meiga, olhos azuis! E amiga, muito amiga, desde seus treze anos. A vida é surpreendente, mesmo. Afastou-nos por um tempo, e agora fazia retornar até mim essa ferramenta tão necessária. Um suspiro, um mar calmo, uma brisa: a Marli.
— Sabe que sou fisioterapeuta?
— Você! Que coincidência incrível!
— Há tempos queria te ver. Como é que está?
— Tentando as muletas, agora. Essas de madeira, aí do canto. Troço difícil, não Marli?
— Depende de treino. Quem é o médico?
— Dr. Gaspar.
— Ah, conheço. Cara jovem, legal. Já trabalhamos juntos. Que é que você faz nestas paralelas?

Fui até o fundo e voltei, trocando passos, fazendo o melhor que podia.
— Só isso não habilita para as muletas. — Dizia ela, já tirando o casaco. — Tem de fazer mais coisas, João. Quer ver?

Entrou decidida nas paralelas, atrás de mim. Eu a olhei curioso, sem entender bem o que ela queria.
— O que há? Não acredita no meu tamanho? Posso com você, sim — ela me segurava atrás, pelo cinto do aparelho. — Olha, o que você fizer aqui, fará depois com as muletas. Apóie as mãos nas paralelas. Agora, muita força nos braços para erguer o corpo e jogar as pernas na frente das mãos. Quanto mais impulso, melhor... Vai, João, eu te ajudo no começo.

Dei um impulso forte. Marli me ajudou, erguendo-me pelo cinto. Meu corpo subiu. — Cuidado, Marli! — Quando meus pés se apoiaram lá adiante, ela me empurrou os quadris para frente, equilibrando-me. Avancei quase um metro.
— Está vendo, seu medroso! Vai de novo, força!

Corpo no alto, pernas balançando. Marli me equilibrando.
— Mais uma vez, João, força! — Apoio nos braços, pés erguidos do chão, o balanço. — Dá mais um, João. — Subi outra vez, erguido um pouco por ela, por meus braços. O fato é que eu conseguia subir e descer naquelas paralelas. Chegamos quase na parede, e voltamos. Desta vez foram quatro passos seguidos.
— Está quase sozinho, hein! Fácil, não é?

Eu percebia que só me faltava treino. Meus braços já estavam preparados para tudo aquilo. No retorno da outra volta consegui dar três passos sozinho.

— Viu como dá? — dizia Marli, com voz feliz. — Só tem uma coisa: quando seus pés tocarem o chão, jogue logo os quadris para a frente. Facilita o equilíbrio. Esse jogo dos quadris é o segredo da marcha com muletas: ele garante o equilíbrio. Entendeu?
— Claro! Vamos mais. Quem te mandou aqui, hoje, Marli?
— Ninguém — as coisas acontecem nas horas certas.
E demos muitas voltas nas paralelas. Eu, firme, sem erros.
— Quer tentar com muletas? — ela arriscou.
— Já, hoje?
— Agora! Quer?
— Você garante?
— Garanto que você ande, mas não que não caia... — Seus olhos azuis me reprovavam com meiguice. — Você já devia estar andando, rapaz!
E eu com as muletas. No primeiro impulso ela me jogou para frente com espantosa agilidade.
— Marli, eu vou voar! Isso balança tudo, Marli!
— Você acostuma logo.
— Ah, não, hoje não dá pra continuar com isso.
— Eu estou é muito boazinha com você. Se visse o que faço com os outros... eles andam sem querer. E vou fazer com você.
Ela me ergueu pelo cinto. Minhas pernas lá adiante.
— Continua, João! Bota as muletas na frente. Dá impulso!
Não houve outro jeito. Meu corpo subiu, desceu lá na frente. E as muletas outra vez na frente, o corpo no alto, o balanço das pernas, equilíbrio dos quadris. As muletas, o impulso, o passo completado. Eu andando certo com muletas! Eu, quase voando pelas mãos de um quase anjo.
Demos duas voltas pelo quintal. Marli sempre me segurando atrás. Eu me entusiasmava com aquelas muletas. Qualquer aprendizado fortalece. Mesmo o que improvisa a maneira de andar. A vida brincava comigo e eu aceitava a brincadeira.
— Dá pra encarar essa brincadeira, Marli, tranqüilamente!
— Te farei voar com essas muletas. Falo com o Dr. Gaspar, e venho uma vez por semana. Te ensinarei tudo, tá?

56

Todas as semanas, o dia que eu mais ansiava era aquele em que Marli vinha me ensinar a lidar com as muletas. Com doçura, ela me impregnava de entusiasmos. Percorríamos meu quintal sem nunca esmorecer. Eu e ela juntos. Com os mesmos ímpeto e ansiedade por me ver solto, independente. Ser fisioterapeuta é imbuir-se da mesma vontade do paraplégico. Marli me contagiava com a força misteriosa de sua enérgica suavidade. Ela era a materialização do azul que eu colocava em minhas telas. Disse-me um dia que chegou até a vestir um aparelho e andar com muletas, enfrentando as mesmas sensações e dificuldades de um paraplégico. E já havia caído duas vezes.

— Sei que é uma dureza, João. Mas é melhor que uma cadeira. Vamos continuar? Hoje tem coisa nova pra fazer.

Ela me ensinara a sentar e me levantar de um banco que havia no quintal. Com muito esforço eu me ergui. Cansei-me, encostei na parede. Já me encostava com alguma facilidade. Foram tão difíceis as primeiras vezes!

Marli colocara no chão várias ripas de madeira de diversas alturas, numa distância de uns dois metros cada uma.

— Vou ter que pular isso? — perguntei apavorado.

— E vai pular! Quero ver você subir mais com essas muletas. Comece pela mais baixa. Mais perto dela, João. Sempre que tiver que passar por um obstáculo assim, quanto mais perto melhor. Agora, dê o impulso, vai. Vai, João, estou aqui atrás!

A primeira eu pulei, a outra também. A terceira era mais alta. Com um impulso maior, consegui.

— Tá vendo como consegue erguer mais esse corpo? — me dizia Marli, animada com meus pulos. — Isso torna mais leve a marcha com as muletas. Continua, vai.

E chegaram as mais altas. Subi mais ainda. Eu nem acreditava dar pulos tão altos. Em paraplegia, muitas vezes já estamos preparados para fazer as coisas, e não sabemos. Basta tentar e se consegue. Pulei todos os obstáculos.

— Tá vendo, cabeçudo! — Marli sorria, cutucava minha barriga e me olhava azul. Ergui os olhos, céu também azul, sol na cara. Deu-me vontade de abraçá-la forte, num agradecimento tão profundo! — Vamos voltar, barrigudinho. Precisa perder esta barriga, olha lá! Vou te ensinar exercícios de flexão nas paralelas, pra fazer todos os dias. Vai, caminha, homem!

E eu ia. Muletas na frente, bem retas. O impulso, o pulo, as pernas lá na frente. Marli quase me soltava. O novo impulso, o outro passo. No ritmo, na cadência das muletas...

Apoiado no portão da rua, um homem curioso, quieto. Olhando tudo, observando, aprendendo: o seu Tobias.

Minha mãe também aprendera. Durante a semana, todos os

dias, ela me ajudava nos exercícios das paralelas e me segurava nas voltas pelo quintal. Firmeza estóica, a dela. Nunca fraquejou! Às vezes, dona Elza e tia Ester ficavam comigo. Aos sábados era Marli. E nos domingos, seu Tobias e o Abrão.

As pessoas não me faltavam, e eu não desistia. Porque já me dominava um outro objetivo: ultrapassar o portão da rua.

Será que vai ficando mais fácil ou mais difícil ser cada dia *menos* paraplégico... mas *ainda* paraplégico?

57

Na calçada de cimento rústico, meus pés grudados no chão.
— Marli, como é que eu saio daqui?
— Pulando. Como é que você quer sair? Precisa de mais força pra andar na rua, João. Tem que levantar mais os pés pra não tropeçar. Mais força nos braços! — ela me deu uma sacudida atrás. — Que é, rapaz, tá mole, hoje?

Meus braços são pernas. Faço força, pulo alto. E vou. Outro impulso, e mais um passo. O automóvel, o ônibus. Pessoas passam por mim. Eu na rua! Mais força, pés mais altos. Uma guia rebaixada, entrada de carro: o desequilíbrio.
— Por que parou? — perguntou Marli.
— Pensei que fosse cair...
— Na rua você vai ter que topar com tudo isso. Guias rebaixadas, buracos, pedras. Cansa mais, não é? Recosta um pouco, te seguro. — Descansei, parado na calçada irregular.

Continuamos descendo até a esquina. E pra voltar, tinha que subir! Dei o primeiro passo, e só. O outro não saiu.
— Sabia que você ia estranhar a subida — falou Marli. — Mas você tem muito braço pra ela. Não é subida pra te parar, não. Vai, cara, força!

Ela me ajudou nos primeiros passos. Meus braços pareciam estourar. Os ombros ardiam. Eu todo parecia inflar lá por dentro. E os tropeções, as paradas. A valeta, a terra espalhada. A força, a teimosia, a coragem. E a subida, a subida... parece que todos os caminhos são construídos apenas para pernas fortes. É difícil um paraplégico seguir por eles. A começar por uma simples calçada de rua.

Já no quintal de casa, o cansaço sumiu. Fui do portão até a garagem com passos firmes. Ao me virar, a surpresa: a Marli ficara no portão, e me aplaudia feliz.

— Conseguiu, João! Andou sozinho, solto! Volta, agora.
E voltei. Foi emocionante locomover-me sozinho em meu quintal, manejando corretamente duas maletas.

58

Semanas depois, Marli chegou em casa com duas bengalas canadenses.
— Tá pensando que vou andar com essas muletinhas?
— Já não penso mais. Sei que vai andar!
Naquele dia tentei, mas não consegui. As bengalas ficaram uma semana encostadas num canto da garagem, me desafiando. E no sábado, na hora de andar, Marli me olhou, matreira.
— Vai com as grandes ou com as canadenses?
— Você sabe que não desisto. Vou com as muletinhas, sim!
As bengalas canadenses são leves, de alumínio. Apenas um cano fino, de cima até embaixo. Seu único apoio é no braço. E uma manopla curta, pela qual são manejadas.
— Marli, não vou agüentar com esse troço! Meus braços arrebentam, vou desmoronar todo!
— Você está firme, João. É só a primeira impressão. Depois de alguns passos você se sentirá muito mais livre com elas.
Duas voltas no quintal, e eu já estava solto, andando com as canadenses. Nunca mais as abandonei. Nem elas a mim, tornando-me cada vez mais ágil na minha imobilidade, e cada dia mais inteiro dentro de minha incontestável metade física.

59

Meu quintal já não tem segredos. Minha ambição é a rua. Eu me dou a ela com a mesma intensidade com que pinto uma tela.
Delicio-me com as esquinas. Assumo minha paralisia e a exibo em cada piso, em cada passo. Quero transitar minha imobilidade. Quero mobilizar a paraplegia. Habituar com passos novos, pernas embrutecidas por metais.

O aprendizado, o entusiasmo. A vitrina da loja, as motos, a igreja. Braços firmes, muletas ágeis. Marli me ajuda, descanso. E avanço. O impulso, as pedras, passagem estreita. Passo astuto. A avenida! Eu andando na avenida! O viaduto, o horizonte. Um monte de ilusões entram pelos olhos. Arrepios saem pelos poros. O movimento dos carros: flexível, versátil. O das pernas: rigido, pesado. O dos braços: forte, resistente. Os braços me caminham, me evoluem. Os braços: quase o corpo inteiro de um paraplégico.

Hora e meia pra voltear um quarteirão. Paradas, cansaços. E a paciência da Marli, sacudindo-me, içando-me. Acompanhando-nos, o seu Tobias. Curioso, querendo aprender. Marli ensina-lhe. Ele me segura durante um bom pedaço, aprende fácil.

Chego em casa e me sinto um herói. A paraplegia nos ensina a ingerir apenas um gole d'água e sentir-se saciado. Porque é tão grandiosa cada ação de um paraplégico, lhe é tão valioso cada movimento, lhe é tão importante cada saída do lugar!

Quem, inteiro, se sentiria um herói por voltear um quarteirão?

60

Todo paraplégico que usa um aparelho ortopédico tem de conhecer sua fabricação. E as pessoas que não usam, também. Para que não o vejam como um monstro pesado e destrutivo.

Tudo começa como num alfaiate para se fazer uma roupa nova: risca-se num modelo de papel as medidas das pernas, coxas e quadris.

O aço é a matéria-prima. Corta-se em tiras nos tamanhos e formatos do modelo.

Um aparelho nasce simples e deve ser usado simplesmente. E o mais importante: visto como um simples objeto de ajuda.

Após cortadas, as barras são forjadas. No estampo, o aço incandescente é trabalhado com um martelo de pena. Adquire o formato de meia cana, fica mais resistente. Cuidados de artesão para erguer um homem. Processo milenar de trabalhar com metal.

Esmerilhadas e lixadas, as barras estão prontas para o acabamento.

As braçadeiras circundam a parte de trás das coxas e das pernas. Dão firmeza ao aparelho. São curvadas e entortadas na morsa, com o martelo de bola: ferramentas de ferreiro.

Depois da prova, o aparelho é cromeado. Seria a cromeação

o disfarce da rudeza de um aparelho? Não! Apenas quem o usa pode consegui-lo.

Então, ele é montado através de parafusos remachados. As barras das coxas ligam-se em cima com o cinto pélvico.

Um revestimento de couro evita o atrito do metal com a pele. As braçadeiras da frente das coxas e as joelheiras também são de couro.

No salto do sapato prende-se um ferro: o estribo, que se liga às barras das pernas.

Está pronto o aparelho. Ousado, rústico, mas vertical! Ele me tira da cadeira de rodas, me deixa em pé, a posição natural do homem.

Locomove-me, leva-me. Sempre na vertical. Facilita as funções de meus órgãos, meu sangue circula melhor. Ele me movimenta, ele me faz andar, gente!

E as pessoas teimam em vê-lo como um objeto carrancudo e maltratante. E sentem pena de quem o usa. As pessoas são tão enganadas pelas aparências! E pouco se esforçam para sair do engano.

Dois amigos passeavam pela calçada da rua. Iam até a esquina tomar sorvete. Um deles, paraplégico, locomovendo-se com um aparelho e duas muletas. O outro, muito míope, usando óculos com graus avantajados. De repente, um moleque numa corrida desabalada esbarrou forte no homem míope. Este cambaleou e, num esforço, não caiu. Mas seus óculos voaram para o meio da rua, a um passo da guia, à mercê dos pneus. Enxergando somente manchas, ele tateou a parede e encostou-se, imóvel. O amigo paraplégico não podia se abaixar para pegar os óculos. E os carros passavam a um palmo deles. Um pequeno desvio, e pronto!

— Espera aí que eu dou um jeito — disse o paraplégico ao míope.

De aparelho e muletas caminhou até a esquina. Falou com o sorveteiro, que rapidamente foi até o local e apanhou os óculos. O homem míope colocou-os e pôde andar de novo.

Às vezes um óculos faz andar tanto quanto um aparelho ortopédico. Mas um óculos é um objeto tão discreto, tão comum, tão pequeno... E em alguns casos até embeleza o rosto das pessoas.

61

Minha mãe ainda não confiava nas bengalas canadenses. "São muito fininhas, e ele vai tão rápido com elas!" É tão lenta a compreensão dos pais de que um filho já pode, já faz, já dispensa proteção. Eu aceitava o cuidado deles porque tinha consciência de minha liberdade. Aos poucos eles a entenderiam. Aos poucos, pois eu era seu filho, gerado forte, inteiro, ágil.

Eu andava no quintal manejando bem as muletas. Mas meu pai ia na frente, e minha mãe atrás, sem me segurar. E o sol em cima, sem tréguas. E íamos os três. Ele, de frente pra mim, de costas para o mundo. Na cabeça, um imenso chapéu de palha. O peito nu, e um calção de banho largo e desbotado. Passos mansos para trás, na cadência de minhas muletas. Na cabeça dela, um bonezinho de guri. Atrás de mim, eu não a via. Mas lhe via as preocupações, o alvoroço dos braços a cada balanço meu.

Muletas no chão, corpo no ar, mais um passo. De muletas. Olhos baixos me olhando, lembranças altas me vendo.

O primeiro parto, primeiro choro, primeiro leite. Mãe, a primeira vez. O balanço do colo, o sono, o berço. O filho!

O apoio nas muletas, o impulso, o corpo avançando. O filho!

Quatro olhos me olham, lembranças me vêem: os primeiros passos! Dobrinhas nas coxas, pernas durinhas, e o abraço na mãe ajoelhada. A corrida engraçada, o sorriso gritado, o abraço no pai agachado. E logo, passos curiosos: pezinhos erguidos, mãozinhas no alto. O fogão, o azeite fervendo, a frigideira entornada. A queimadura! A primeira careta da vida.

Uma volta, e outra. O sol, o cansaço. As muletas colhendo espaços. Os olhos de meu pai colhendo memórias.

A bola, o primeiro chute. Chuteiras, calção, camisa. Eu, de Corínthians, em campo com o time todo. Mascote, vibrando. Eu, crescendo, crescendo: a mala, lancheira. A primeira escola.

Muletas firmes no chão. Passos pesados, rígidos, amarrados.

A primeira namorada, a primeira madrugada. O menino se desfraldando em moço, um quase homem.

E as muletas na frente, o pulo. O sol forte. Meu esforço, meu cansaço, pernas tolhidas. E o suor no rosto dele. Seus olhos me olham, sua mente me vê.

Nas areias, nos mares. Nas peladas de praia. Mulheres em volta. Dias marcados por sóis felizes. Os amigos, as viagens. A primeira formatura, o filho já é um homem. E agora, o vestibular!

O impulso, o pulo, o passo mais longo. Muletas tão frias! A sombra dela, mãos preocupadas. As mãos dela.

Sempre me arrumando: a calça, a camisa, a gravata. O terno passado, sapato limpo. O filho na faculdade! Um homem solto. O automóvel, as namoradas. Muitas, tantas! As noites de estudo, a formatura! Economista! Orgulho do pai, euforia da mãe. No quintal, o sol. Os olhos dele, as mãos dela. As muletas, os aços das pernas. A rigidez da vida bloqueando passos.

O primeiro emprego, esforços, promoções. O filho inteiro, indo, vindo. De praias, escritórios, estádios, reuniões. Planos, previsões. Eles fizeram, criaram, construíram um homem.

A curva, o chão molhado, a derrapada. O volteio do pescoço, a medula cortada. A guinada da vida, estagnada. Estagnada?

As muletas, meu pulo, meu avanço. A crença na persistência. E os dois junto, me empurrando, me erguendo, me reconstruindo.

Ah, minha mãe! Teus dedos rachados pelo frio, e meu corpo limpo, asseado. Tuas mãos sujas de minhas fezes... mas pra você, apenas o lambuzado de açúcar queimado. Teus braços doídos, minha mãe, e minhas pernas movimentadas por eles. Teus passos arrastados subindo e descendo escada em busca de meus livros, minha roupa, minhas telas. Ah, mãe! Minha ferida quase cicatrizada. A casa cheia de amigos, e o jantar aumentado, e o café sempre fresco, e você sorrindo, sorrindo, mãe! Obrigado, mãe! Por sua liberdade cortada por esta estrada que lhe impus e pela coragem com que você caminha por ela. Minha mãe: a outra metade que anda e zela a cada dia por mim inteiro. Obrigado, minha mãe, mulher eterna!

Ô, meu pai! Que amizade profunda, pai! Tuas pernas que procuram o fácil e o difícil que lhe peço, e você acha sempre. Ô, pai! A rudeza do mundo, lá fora, e a leveza de teus gestos comigo, cá perto. Minhas paralelas, pai, meu aparelho consertado, minha cadeira conservada: você dá sempre um jeito pra tudo, pai. Tua camisa suada no sol das ruas, e o ar condicionado em minha garagem. Obrigado, pai, por me emprestar quase tua vida toda, e eu não poder devolvê-la. Teu coração esmagado por minhas muletas, e ainda assim teu sorriso! Quanto esforço nesse sorriso, hein, pai! Obrigado, pai, pelas horas quietas de sua amizade, calado companheiro de sonoras atitudes.

Mas, meus velhos, um filho não é uma roseira, que podada em junho, floresce outra vez na primavera. Não, meus velhos. Leva tempo, e muito tempo. E um filho assim podado florescerá apenas do lado de dentro. Não adianta procurar flores do lado de fora. Não adianta mais, meus velhos...

62

Nos domingos passeio pelas ruas. Logo de manhã, seu Tobias bate palmas na janela próxima à minha cama.

— Esta preguiça, moço! As calçadas todas te esperando...

E o domingo de braços abertos. Uma brisa de quase verão. Vou solto. Lindas sensações de criança que descobre um mundo. Seu Tobias só me segura nos trechos de mais buracos e desníveis. Requisito todas as minhas forças. As calçadas exigem destreza com as muletas. Há momentos de não continuar. O peito apertado, os braços queimando, os ombros parecendo se abrir. Paro e me apóio no seu Tobias. E respiro fundo um ar de conquistas.

— Mais força, garoto! Teus pés arrastam no chão, levanta mais.

E vou. Braços fortes outra vez. Corpo erguido, balançando. Mas tropeço na pedra solta. O desequilíbrio, eu quase no chão. Atrás, a mão firme, o braço ligeiro. E continuo.

— Força na esquina, João. Outro dia passaste direto por aqui.
— É que hoje está quente, me cansa mais.
— Agora vem calçada boa. Tem sombra em toda ela.

No meio do quarteirão, um preto, sorridente. Boca torta, chapéu rasgado, sapato aberto. Calça enrolada. Cambaleou perto de mim, tirou o chapéu, inclinou a cabeça. A voz trêmula, bêbada: "Dia, chefão. Moço forte, vai andar! Vai tirar tudo esses ferro algum dia, vai andar!" Balançou, se arrastou, deu um passo: "Garanto, moço forte, muito forte!" E seguiu, mãos na parede, pondo e tirando o chapéu da cabeça.

As pessoas passavam, me sorriam. Em todas, a mesma intenção: "Coragem, rapaz! Força, rapaz!" E mais uma esquina. Sol na calçada, nos ombros. Pedras no chão, dificuldades. Força, impulso. Balanço para um lado, tombo pra outro. Seu Tobias atento, me força a continuar: "Chega até aquela porta, tu consegues! Acredita, que dá!" E dava, e eu chegava. Acreditava, pulava, passava.

Eu prossigo, um leve declive. Vou mais rápido, no embalo do balanço. Paro pouco, me entusiasmo. Subo, desço, bengalas ágeis, mãos firmes. No ponto do ônibus, um rosto de mulher, corpo bem feito. Distraio-me, tropeço. Pé esquerdo atrás, preso na pedra. O direito lá na frente. Seu Tobias me ergue pelo cinto, me ajeita na posição certa. Paro, descanso.

— Ficaste distraído, não é?
— E não é pra ficar? Morena linda, que corpo!
— Faz tropeçar qualquer homem. Vais agora mais rente à parede. Esta esquina é um pouquito inclinada. E adiante tem valeta; vais tentar pulá-la?

E passo por valetas, por buracos. Reforço impulsos, e vou. Quase sempre livre, solto. A rua requer improvisações, reflexos rápidos, esforços incomuns. Reserva-nos calçadas suaves e buracos inesperados. Subidas, descidas. Sorrisos, espantos. A rua é a vida jogada crua nos olhos. Limpa do subterfúgios... O melhor campo de batalha pra se lutar contra minha realidade.

E agora, o vento frio nos corta o rosto e a garoa nos molha o peito. Mais um domingo dobrando esquinas. E seu Tobias comigo, amansa-me as agruras da rua. E eu ando. Ando? Só sei que venço espaços. A criança me aponta, me olha espantada: "Um homem andando gozado, parece um canguru, todo desengonçado!" O velho me alcança de novo. Devagar, pensativo. Eu paro, ele passa. Eu ando, ele fica pra trás. Seus passos são curtos, arrastados. Eu lhe passo na frente, mas ele anda com as pernas...

Domino cansaços na subida molhada. Ternas meninas me olham com cismas de amor. Certas carícias nos olhos das gentes suavizam a dor que vai e que volta.

A esquina de casa, um chão consertado. Pedaço de terra, me falta malícia. Assento a muleta num ponto de lama. E ela afunda suave... Mão esquerda lá em cima, na outra muleta. A direita lá embaixo, quase no chão. Seu Tobias me segura por trás. E um homem que passa levanta meu braço, retira a muleta da lama.

Três voltas na manhã de garoa! Mais alguns passos, e o degrau de casa. Chego cansado, seu Tobias me ajuda a subi-lo. E repouso ofegante no peito desse pai disfarçado.

E a ânsia de andar melhor se repete à tarde. Agora, o Abrão vai comigo. Nessa incansável luta do refazer, do rebuscar. Novas calçadas, novos caminhos. Outros declives, diversos aclives.

E vamos, o Abrão e eu. Uma esquina, e outra. A sombra da árvore, o Corínthians no rádio do bar, a moça na sacada. E vamos, eu e o Abrão. Desbravando ruas, caçando meus músculos...

63

Mas eu pinto muito, também. Procuro simplificar minha pintura. E é tão complexo o caminho da simplicidade! Em cada ato, em cada arte, em cada rumo, a simplicidade é tão secreta e evidente.

Em meu quintal eu aprendo, eu consigo. Faço pintura, vivo pintura, sou pintura.

Penso até que a vida caiu na própria cilada que me armou. Pois vejo tantos horizontes alongarem-se diante de mim, como jamais havia visto antes.

64

Marli se casara. Nossas horas de fisioterapia se reduziram. Mas ela já me ensinara tudo. Fomos até ao teatro uma noite, e pra chegar à platéia tive de subir 32 degraus. Depois descê-los. Restava-me agora usar todo este aprendizado.

Um dia, sentados no banco perto das roseiras, ela me disse:

— Recuperar-se, João, não é apenas ir daqui até ali sozinho. Você tem pensado em trabalhar?

— Estou pintando, e quero continuar pintando.

— Pintura não te dá dinheiro. É apenas um passatempo.

— Aí é que você se engana, Marli. Já não é mais.

— Só vou te considerar recuperado quando você conseguir ganhar o próprio dinheiro com seu trabalho.

— O dinheiro é tão importante?

— Ele é o avesso da independência do homem. E como tudo tem dois lados... Ele compõe a independência total de um homem, João. E quero que você seja totalmente independente. Por isso, já deve pensar em voltar a trabalhar. Pelo menos meio período.

— Eu quero pintar, Marli. Sinto que devo pintar.

— Você quer pintar, ou se esconder do mundo lá de fora?

— Como é que é?

— É isso mesmo, João! O mais difícil de sua recuperação começa agora. Andar com muletas é fácil. Quero ver você acomodá-las às pessoas de pernas inteiras. Isso é que eu quero ver. E vou ver!

"Esconder-se do mundo lá de fora..." Fiquei pensando, olhando a rosa, e pensando: "Eu vou me mostrar, sim, Marli. Mas não advogando ou fechado num escritório com planejamentos e estatísticas. Vou me mostrar, sim, mas com a pintura! Você vai ver, Marli, vai ver!"

65

João, meu nego:

Roma é linda! Um sol divino! Ando muito a pé em Roma. Sempre sozinha, pois é. Daquele mesmo jeito — calça de brim, cabelo despenteado. Me sinto bem. Hoje estava dentro do Pantheon (agora, uma igreja católica) e, de repente, o órgão tocou forte. Ficou tudo tão irreal!
O frio já começou. Nas ruas, os vendedores de castanhas assadas na brasa, feitas na hora. Uma delícia, como à beça. (Estou magra, viu!)
Além do trabalho, tenho lido um bocado. Melhorei muito e sei avaliar o que leio. É importante dar um sentido à leitura.
Tenho em minha frente algumas fotos. Incrível! Muito novo tudo isso pra mim! João, como você mudou! É muitíssimo mais seguro! Tem outra cara, no duro. Não entendo é de onde você arranca tanta energia pra realizar tudo isso. Só mesmo um amor ilimitado pela vida, uma obstinação terrível em vencer a adversidade pode causar isso. E os quadros, lindos! Como você cresceu na pintura, João! Aprovo todos os teus planos, você tem que mostrá-la. Ah, se eu tivesse um milésimo desta tua potência...
Você fala de minha participação... Honestamente, meu querido, falhei um montão de vezes. Nem pude agüentar. É claro que todo o problema foi, antes de mais nada, teu. Inevitavelmente, você tinha que suportar e trabalhar sozinho. Não havia opções. No entanto, me senti profundamente atingida por teus sofrimentos físicos e morais. E, o pior: absolutamente impotente. Me desesperei tantas vezes! Eu te digo: não me desesperaria assim pela minha vida (eu talvez desistisse de viver). Mas a tua vida, poxa, era tão importante, principalmente porque você tinha decidido que era tão importante. E é tão magnífico ver como você está agora. Eu te admiro e te invejo.
Também mudei pacas. Reformulei critérios. Sou mais consciente, e isso não significa ser mais feliz. De acordo, não? Quanto ao teatro, já desconfiava dele como um pretexto pra viver. E tão frágil! Continuo com meu trabalho na RAI. Faço traduções, mas o que ganho evapora! Tudo é caríssimo!
Estou olhando uma das fotos. Você está com um corpo lindo! Cabelo supermaluco. Fiquei tranqüila quanto à sua segurança no andar, pois na foto dona Diva está longe, conversando calmamente com alguém.
Daqui, gosto muito do Trastevere, onde moro. É um bairro muito típico. Ruazinhas estreitas, praças simples, edifícios velhos

Pessoas jantando nas calçadas, crianças jogando, gente berrando muito. Os romanos são assim.

João, eu te agradeço tantos conflitos (involuntários de sua parte, claro) que me tumultuaram por muito tempo, mas que, por outro lado, me impulsionaram a fazer tantas coisas diferentes que enriqueceram minha vida. Gosto muito de você, muito mesmo. Desculpe-me se estou tão longe. É necessário pra mim. Não vou voltar tão logo.

Um beijo com muito amor,

da Gê.

66

Era um dia de silêncio propício. Almoçávamos, minha mãe, meu pai e eu. Apenas o tilintar dos talheres nos pratos e o marulhar das bocas ao sorver a sopa.

No degrau da cozinha, ao pé do fogão, o passarinho bicou um miolo de pão. Saltitou até a pia, bicando um menor. Eu sorri, tocado por sua intimidade. Meus pais com os olhos baixados nos pratos. Então, eu falei com voz decidida.

— Vou expor meus quadros na Praça da República.

A colher dele não chegou na boca, parou no caminho. A dela voltou ao prato, entornada.

— Expor na praça, assim? — disse-me ele, olhando lacrimoso pra minha cadeira.

— E de que jeito o senhor queria que eu fosse?! — respondi, com olhar destemido.

Ele tomou a sopa num gole enodoado.

— Você continua pintando aqui — falou minha mãe. — Mas não precisa sair pra vender seus quadros.

— Vender é o que menos me importa. Vou pra mostrar minha pintura. Sentir reações de pessoas que não me conhecem. Participar, tomar contato com gente que também pinta.

— E pra quê tudo isso? — perguntou meu pai, incrédulo.

— Prá quê? Ora, pai, porque é importante para mim, porque é necessário. E porque agora o que eu quero é isso!

Quietos, eles baixaram os olhos nos pratos.

O passarinho voou para o quintal levando o miolo no bico. Sem ele, ficou um vazio naquela cozinha... o mesmo tilintar dos talheres nos pratos e o marulhar das bocas ao sorver a sopa.

67

A paraplegia é um esporte que eu prático todos os dias. É errado pensar que um paraplégico não tem mais necessidade de manter e acionar seus músculos. Ele precisa de movimentos, muito mais do que qualquer pessoa fisicamente normal.

Tenho de conservar forte a musculatura que me resta: dos braços, dos ombros, e alguma do tórax. São meu corpo inteiro. E tenho de manter estimulados os músculos de minhas pernas. Eles estão apenas adormecidos... mas estão todos lá, e fazem parte de mim. Amanhã, posso ter um milímetro de medula recuperada. Ninguém pode delimitar as forças de um homem. Principalmente de sua cabeça e de sua vontade.

Sinto-me um esportista. Nas paralelas, me flexiono. Mãos no chão. Minha mãe me segura pelo cinto. Eu me levanto, me abaixo. E subo, e desço. Sou um peão domando músculos selvagens. Todos os dias, todos os dias.

No tapetão, engatinho firme, solto. Dou uma, duas, sei lá quantas voltas pelo colchão. Entusiasma-me a capacidade de engatinhar. São os heróicos quase nada. Poder levar o joelho à frente, e o outro. O movimento é meu! Meus glúteos funcionam, o iliopsoas se ativa, os flexores da coxa, os rotadores! Em cada passo de joelho, eu os estimulo como se encorajasse um amigo, um irmão: "Mexam-se, junto comigo! Vamos, outra vez, vamos!",

Mergulho inteiro neste colchão todos os dias. Com a mesma vontade, com a mesma força. Fico de joelhos em frente à escada, e já me solto bem, sem desequilíbrios. E rolo pra esquerda, pra direita, muitas vezes. Sempre poucas. Exercícios com o tronco: de bruços, de costas. Movimentos com os braços usando pesos de quatro quilos. Meus braços são coxas, são pernas. Eu os trato com carinho.

E além de toda a ginástica passiva, feita agora pelo Vitael, três vezes por semana. Antonio adoecera e tivemos que substituí-lo. Vitael é extrovertido, gozador. As veias lhe saltam fora da pele. Olhos de hipnotizador, rosto de caricatura. Mineiro, de Campo Belo: "Lá, a praça é maior que a cidade." E ri alto, gostoso. Ele movimenta minhas pernas com a correção de quem se interessa pelo que faz.

E todas as tardes, das três às seis, eu sou um atleta em meu quintal. É o período da vertical, do homem em pé! E eu me sinto tão bem com minhas muletas! Às vezes me pego observando alguém andar, e penso: "Ué, mas lhe falta alguma coisa nas mãos..." Como se todos precisassem delas. É apenas a convivência com o irreversível, que já me foi tão rude e me é tão leve.

68

E de repente a gente se solta.
E dá voltas ao redor da liberdade que pretendeu.
A gente se solta e se sente livre, ou um pouco mais livre que antes. Ou um pouco mais forte, mais corajoso.
E de repente, eu na rua com a Albinha. Quase caiçara, loura de São Sebastião. Cabelos nos ombros, olhos de sono, andar pontuado. Enfeita minhas tardes, ora com um disco, ora com uma rosa. Saia de menina, acima dos joelhos. Um gesto de amor, um beijo no rosto. Albinha: ternura, 17 anos, pele macia...
E, de repente, a gente se solta na rua. Vontade de passear, passear, passear. Um sábado quieto, de não fazer nada. Uma tarde de dança de roda.
E de repente, a gente se esconde das inércias e se acha na cadência do ir e vir. Eu e a Albinha. Damos voltas pela calçada. Subimos e descemos a rua. Sinto-me leve, lépido, válido.
E de repente, a gente descobre que pode um pouco mais. E se quer ser tudo de uma vez. Fazer tudo o que não fez. Brincar no balanço de andar mais solto. Caminhar mais livre.
— Cuidado, Janjão, tá indo muito depressa!
E de repente, a gente assume a importância do ir embora.
— Janjão, não brinca, Janjão! Tá se balançando todo!
— Ginga de morro, Albinha. Como sambar na rua.
E de repente a gente se amolece, se enternece, se enlouquece de movimento. E o momento fica puro, fica lume...
E de repente, a inebriante façanha da desatenção.
— Cuidado, Janjão!
O passo muito rente ao muro. A muleta presa na parede. Não vai pra frente. Pra frente vou eu.
Mergulhei de cabeça na calçada... e em meio ao sangue, eu dava risada.
O tombo é a maior evidência do estar em pé. Eu caíra na rua, porque caminhava na rua. Eu caíra porque fora invadido pela sublime intuição de liberdade.
Eu caí muitas vezes. Mas esse tombo me foi a mais viva sensação de movimento. E por me quebrar a cabeça, ele passou a ser o argumento de minha capacidade de me locomover mais livre. Pois eu adquirira a capacidade de cair na rua.

69

O céu generoso azulava-me os olhos na manhã de sol.
Eu me entusiasmo, porque acredito. Sonho jovens ilusões. Mas levo comigo a força crua dos realistas. Sinto-me eufórico, preocupado. Livre, responsável. Com pernas fortes, na cadeira de rodas.
Nesta cidade tão agreste, a Praça da República é um oásis calmo nas manhãs de domingo. A arte se espalha como plantação. Desde a cópia de um Renoir até a criação mais original, merecedora de prêmios em salões e bienais. E em cada artista, o anseio da fama, a visão das galerias.
Eu na praça, expondo meus quadros. Junto de mim, o Ben Hur. Quase criança, quase homem: um garoto que mora em frente de casa, e que se fez amigo. Menino bom, de idéias ainda incertas mas sempre atento pra que eu me sentisse bem.
Meu pai nos levara. O carro cheio de telas e cavaletes. Deixou-me na calçada, e antes de ir embora parou um pouco. Olhou-me; ensaiou um aceno, mas não acenou. Disfarçou um sorriso, e não sorriu tudo. Engoliu qualquer coisa que queria me dizer, e não disse. E ficou olhando, olhando... Um filho que tentaria vender quadros em praça pública. Que desilusão, a dele! Um filho, economista! vendendo quadros numa praça. Um quase advogado, montado numa cadeira de rodas, junto a gente tão comum. Eu abdicara ao reinado que ele ansiara pra mim.
Mas eu não queria apenas vender quadros. Queria muito mais. Mostrar um trabalho criado por mim. Saído de mãos ágeis para pintar. Eu lá estava, provando que se pode começar tudo de novo. Até mesmo iniciar uma carreira nova. Mesmo depois de ter sido quase extinguido pela vida. Eu estava recomeçando, arriscando, trabalhando! Em praça pública, sim — e por quê não?
Um pintor tem de mostrar seu trabalho. E eu quero ser pintor. Sentir as pessoas reagindo, criticando, elogiando. Quero participar, e pra isso um paraplégico tem de recomeçar. Sentia forte em mim que iniciava uma das fases mais ativas de minha vida.

A praça me recebe sempre com carinho. Sou apinhado de amigos. Arrumam meus quadros, me cercam de tratos. As pessoas passam, me olham, estranham. Olham meus quadros, comentam... e não compram.
Eu, confiante, participo. Todos os domingos, cadeira firme, intenção forte. Com frio, calor, lá estou eu, ao lado do Giba. Do

Giba das corujas, dos peixes, das gaivotas de sua Ilhabela. Aprendo com Giba. Seus espaços longos me falam muito, e passo a usá-los em minhas telas.

A praça me ensina a pintar e a viver. Vive-se no andar veloz ou acabrunhado das pessoas. No olhar dos que querem comprar e não podem. Nos gestos dos que querem pintar e não pintam. No medo dos que pintam e não arriscam mostrar sua arte. Vive-se no júbilo da venda de um quadro, e na tristeza do desinteresse.

Em minha frente, o Moisés. Figura volumosa de preto cavaleiro: "O cavalo é o mais livre dos animais", — diz ele — "por isso pinto cavalos. É a vontade de ver todo mundo solto nos campos da vida."

Do outro lado, o Múcio. Barba alourada, barriga ovalada. Moço esparramado, ele. De sorriso medido, semblante sereno. Sensível na pintura e no xadrez. Companheiro de dúvidas, de pinceladas, e temas. Em seus quadros, capoeiristas, bêbados, barcos, pescadores.

E, de repente, a chuva. E guarda-se os quadros. E outra vez o sol. E mostra-se os quadros. As pessoas passam, gostam, entendem... e não compram.

Um domingo, e mais outro, e outro. Em casa, minha mãe me pergunta: "Vendeu?" Respondo que não, mas que vou vender. Não se pode ter pressa. Arte boa se vende. Ela sorri, desconfiada.

Estudantes com gravador, fazendo entrevista pra escola: "O que você sente quando pinta um quadro?" Tanta coisa! Olho pra eles, vontade de não dizer nada.

Um casal se aproxima de mim. A mulher fala um inglês arrastado. Em meu cavalete, um nu: uma mulata. Digo o preço, o casal não responde, sai andando. Gostaram do quadro. Sente-se quando um quadro atinge as pessoas.

Bolinhas de sabão em meu rosto. Camelôs gritam, gesticulam.

O casal volta. Param diante do quadro. A mulher chega, e me faz uma oferta. Compensadora, eu aceito. Pronto! Eu vendera o primeiro quadro na praça! Pela primeira vez, alguém desconhecido comprava-me um quadro. Não por minha cadeira de rodas, mas porque gostara de minha pintura. Eu vendera um quadro!

Mas fico olhando o cavalete vazio, e me pergunto se vale a pena. Trocar por algumas notas o intenso muito que me sai de dentro. A arte não é um trabalho que se possa rotular com números. A arte é... apenas arte.

Dói-me lá dentro vender meus quadros.

70

Sou um paraplégico. Nas horas vagas eu pinto. Nas horas ainda mais vagas, eu escrevo. Minha profissão é andar. E já ando livre. Passos longos, passos curtos. Subidas, descidas. Eu me empenho. Impetuoso, entusiasmado. Em calçadas distantes da rua de casa. Conheço meus braços, sei de suas forças. Meus quadríceps: duas muletas de pulos altos. Domino meu corpo em ágeis impulsos. Desvio de buracos, pulo valetas. E o cansaço do aclive. Mas o espaço, o ar livre! Vou às vezes de esquina a esquina, sem parar. As tardes de domingo contêm a largura de um oceano.

E o Abrão me cerca com esmero de irmão. Chapéu na cabeça, calça de brim. Com ou sem camisa, conforme o calor. Sandálias ou pés descalços. A barba grisalha. Olhar arrastado, de gente do mato.

É forte a subida. O sol se estica por toda a calçada. Eu não transpiro, e só a água equilibra o calor que me aperta lá dentro. E o Abrão cuidadoso, o Abrão preocupado: "Major, é bom molhar a cabeça nessa oficina. Não é mole essa subida..." Ele enche um copo emprestado e me molha a nuca, os ombros, a cabeça inteira. Eu me recupero. Ao nosso lado, um carro amassado. Capota enterrada no assento, a frente cortada. O homem explica: "Foi esta madrugada, aí na rua de cima. Se morreu? Sobrou nada! Nem dele nem da menina. Olha o carro, nem pra sucata!"

E continuo. Olhar astuto, a esquina lá em cima. Sol ancorado na gente. Muletas retas, apoio nas mãos, pulo bem alto. Outro passo, e mais um, no ritmo da subida. E me empolgo com a força, e alcanço a sombra do poste. Paro, e descanso no Abrão. "Major, olha pra cima, quinto andar". Morena, cabelos corridos, sorriso alongado. O verão lhe veste roupas ousadas. Coxas macias nos vãos da sacada.

Mas há que seguir. Na dobrada da esquina, um rosto redondo. Com gesto humilde, chega-me perto. Os dentes tão alvos quanto ela, apesar de preta. Seus olhos incrustados em minha paralisia.

— Olha, rapaz, tem uma igreja aqui perto, na praça. Tem reza especial nos domingos, às cinco da tarde. Vai lá, moço, é perto! Se quer eu vou junto. O senhor sai de lá andando, sem nada esprimindo sua perna. Tem muletas largadas nas paredes. De gente que saiu sem elas depois da reza... Acredita, moço! O senhor sai curado!

As pessoas só entendem curado quem consegue se livrar das muletas externas. Mal sabem que eu já deixara longe as muletas de dentro.

E agora a descida inclinada. Meus braços agüentam o embalo

115

do corpo. Surge estreita a pinguela sobre o buraco do esgoto. Eu me arrisco, passo por ela. Pois atrás vai o Abrão, confiança total. Mas um paraplégico sempre se arrisca. Há que estar convicto de cada movimento tentado. Um impulso de braço, uma jogada de pernas. Porque o risco é sua rotina. É a constância de seus dias.

Em cada domingo uma nova calçada.

— Vamos tentar aquela rua? — pergunta-me o Abrão. — Nunca passamos por ela.

Ele zela por minhas caminhadas. Estuda os trajetos e me incentiva a mudá-los. A paraplegia exige improvisações, e juventude também. Porque só a juventude improvisa.

A rua é um depósito de coragens e desabafos. Uma mulher bonita, jovem, aproxima-se de modo estranho, angustiado. Seus olhos choram.

— Moço, eu te vejo sempre pelas ruas. Perdi uma filha o ano passado... uma filha, moço! — E o soluço, e a vontade de falar mais. — Leucemia, doença estúpida! Queria tanto ter ela aqui, perto de mim. Mesmo aleijada, como você. Não fazia mal. Você está vivo, entende, vivo — e chacoalhou a voz dentro do lenço, e apressou o passo em direção ao prédio. Não houve tempo pra dizer nada. Mas ela já havia falado tudo...

A loura de biquíni no quintal: uma bunda arrebitada, hum!... O velho de bicicleta. A criança do tamanho do cão pastor, ambos abraçados. Meus braços fortes, o calor sufocante, a água no pescoço. A nuvem que ameaça, eu aperto o passo, o Abrão me descansa. Roberto canta na vitrola da janela aberta. O vento cortando o rosto, folhas dançam no chão. Começa a chover. A gente aproveita, entra na lanchonete, toma um sorvete.

71

Nas horas vagas eu pinto. Nas horas ainda mais vagas, eu escrevo. Minha profissão é andar.

E as ruas não são mais uma arrojada aventura nem um treino físico. Já me são um caminho fácil. Passeio, apenas. Passeamos, sem marcar idas nem voltas. À mercê dos rumos e das vontades. Às vezes o Abrão do meu lado, outras vezes atrás. E nós prosseguimos. Ando firme, decidido. Sem hesitações nem cansaços exagerados. Vamos por onde temos de ir. No frio, buscando o sol. No verão, a sombra. Atravessamos ruas, cortamos avenidas.

Qualquer subida, qualquer descida.
— Ô, Abrão, às vezes parece que nunca passei por estas ruas... Elas parecem tão antigas, sabe? As casas têm cara de gente velha, mas gente boa. Olha aquela, Abrão, parece que tem rugas nas paredes! Acho que nunca esquecerei essas ruas...

E prossigo. O chão me é amigo. O aconchego de meus pés em lajotas largas. Ou a briga deles com as fendas do cimento. Ah, esta mania de fazerem morrinhos nas entradas de automóveis...

— Dá uma paradinha, Major. Vira pra direita, já viu coisa igual?
— Pô, que árvore, Abrão! Nunca tinha visto essa árvore!
— Olha o tronco. Acho que quatro homens não dá pra abraçar.
— E cada galho é outra árvore, olha!
— Olhe bem pra ela. Não se sabe até quando ela ficará aí.

E vamos. Envolvidos pela bola do garoto, pela calça justa da menina de púbis jovem e promissor. Pelo sino da igreja, pelo sono do bebê no carrinho azul. Pelo aceno do amigo no outro lado da rua. Pelo bêbado carinhoso e pelo futebol!

— Quanto tá o jogo?
— Curingão faturando, um a zero!
— Quem marcou?

O tipo se levanta da guia, faz um trejeito com a cabeça.
— Gerardão, de coco! Pegô a bola lá no arto. Esse ano vai pras cabeça!

Minha profissão é andar.

Passear pelas ruas, simplesmente. Caminhar é o grande mínimo que um paraplégico exige.

E eu caminho, convivendo com a ausência de músculos. Acostumado às minhas pernas finas, adornadas pelos aços de meu aparelho, tão leve e tão íntimo.

Sinto-me normal em minha anormalidade. Com o Abrão ao meu lado. E agora, muitas vezes, também o Odair: outro doador de estímulos, de impulsos, de coragens. Outra ferramenta que repousa e alivia minhas caminhadas.

As ruas se encurtam, as subidas se abrandam. Embora sem músculos nas pernas, caminho levando comigo a força mais musculosa que um homem pode carregar: a da amizade.

Mas meu andar já vai além dos cimentos das calçadas. Transcende as lajotas comuns, ergue-se dos asfaltos. Contém longos ilimitados em seu largo prosseguir. Crispa-se nos azuis, emerge dos confins, traspassa os horizontes. Não faz pegadas no chão, mas deixa marcas nas alturas do buscar, do aprender, do realizar.

Meu andar, agora, é renascer aquisições de existência; é acrescentar-me, evoluir.

72

Após tantos anos eu retorno à natureza. E não sei se a tristeza é mais alegre do que minha alegria é triste.

Bem perto, a quilha do barco adormecido. Ao longe, gaivotas volteando as pedras. Atrás, o farfalhar das mangueiras. Na frente, inteiro, largo, imenso, o mar!

E pra ti, meu mar, só tenho olhos... não há mais pernas. Continuas ondulante, verde-azul, cristas brancas. Sedutor e bailarino. Metade risos, metade dores. Quisera poder outra vez mergulhar-te, percorrer-te, ficar-te. Mas meu corpo já é cativo dos sonhos de minhalma.

Eu, apenas sentado na areia. Areia de grãos de seda! Areia: teia que choraminga de prazer sob pés descalços. Os meus não mais te tocam, areia! Quisera tornar a correr-te por um só instante. Mas meu corpo já é cativo apenas das corridas de minhalma.

Eu te vejo, praia, e não me vejo em ti. Eu te reencontro, mas não me acho em ti... apenas sentado. Eu te quero como um casebre íntimo, e não como um templo distante. Ah, praia, eu te quero como antes! Não sei se o presente vive mais do que o passado morre. Só sei que meu corpo já é cativo das aventuras de minhalma.

Mas eu me enredo em novos acalantos sensórios. E meus pés são minhas mãos! Afundo-as na areia. Piso com elas, ando com elas. A areia é a mesma, aos pés ou às mãos. E uso o corpo inteiro! Rolo, misturo-me, igualo-me ao chão de praia.

Meu corpo limpo de areia branca. Rolado, deitado, enviesado. A cabeça rola, a areia gruda, acaricia, empurra ao mar. O corpo gira: sol em cima, areia, azul. Verde perto, som de ondas. Eu me esparramo de areia molhada. E o mar! Meu corpo salga. A água límpida, a espuma. A onda me joga, me balança, me dança.

Desajeitado, engulo água: de mar! Eu giro, me firo. Nos cotovelos, nos tornozelos, nos joelhos. O mar me vergasta brandamente.

Que verdugo manso, o mar! Sinto-me curado, desatado. Sou molhado de sal, de sol, de céu, de seu amor, Natureza!

Agora, o mar calmo, sem ondas. Abandono-me de costas, olhos no céu. Meus braços são remos de um barco há tempos ancorado em aços. Meus braços me levam, me nadam. Eu nado! Movimento os braços, o mar mexe-me as pernas. Não há paraplegia no mar. As águas são meus músculos. E no mar, todos andam na horizontal...

Depois, brinco na areia. Monto castelos. Mas sao tão fracos, desabam logo!...

Tomo caipirinha com camarões fritos. Conto estórias nas esteiras do fazer nada. Ouço estórias nas esteiras do ser levado. Amarro uma raquete na mão direita e jogo frescobol. Bolinha vai, bolinha vem... mas minha cadeira não corre nas bolas largas. Minha cadeira não pula nas bolas altas...

Então, estico o olhar por aquela imensidão de praia. E avanço os olhos na vastidão do mar. E olho minhas pernas finas, imóveis, rígidas! E tudo o que faço me parece tão pouco, tão parco, tão ínfimo. Eu quero mais, meu Deus, quero mais!

Não sei se essa praia é a morada de fadas ou de bruxas. À noite, o vento leva para o quarto o cheiro de tudo que cerca essa terra. Os corpos ficam impregnados desse aroma estranho. Os abricoteiros se expandem contagiantes. Os *flamboyants* farfalham amorosos. Bananeiras empolgam-se, escondendo e mostrando a lua. Asas volumosas transportam gorjeios oníricos O mar murmura suas águas quase na janela baixa. E as imensas folhas dos chapéus de sol abençoam cada gesto, quer seja de inseto, animal, pássaro ou gente.

Ao meu lado, a flexível delgadez de um corpo liso, moreno. Pele nua de mulher-amor, minha.

Quando voltei pra cidade, após doze dias de praia, meu espírito engordara tanto que quase não cabia num corpo tão comum.

Apesar disso eu percebia que em todos aqueles dias, a natureza não conseguira me compor senão como um homem pela metade.

O cativeiro da paralisia é mais suave longe das opções físicas.

73

A impossibilidade de andar só com as pernas é maltratante. Extingue os horizontes, ofusca distâncias. A dificuldade de movimentos também maltrata. Embrutece as atitudes.

Mesmo assim, houve sempre um adversário maior nesta luta contra a paraplegia: a cicatrização da ferida que se formou nos primeiros dias de hospital.

Naqueles dias, eu ouvia dizer: "Isso não é nada. Uma plástica resolve." Ora, senhores! Então, deixa-se abrir as escaras. Os cirurgiões plásticos saberão como fechá-las!

Prometi a mim mesmo que cicatrizaria aquela escara naturalmente, sem cirurgia. E foi uma luta intensa. Durante anos, curativos diários, sol, banhos de ultravioleta. Exercícios evitados, posições forçadas e cansativas. E as dores psicológicas, e os cuidados e preocupações constantes de minha mãe. Esperanças, incertezas. De repente, uma batida mais forte, e o sangue... Além de todas as despesas com remédios, pomadas e enfermeiros pra cortar as cascas podres que se formavam.

Até que se conseguiu uma cicatrização muito débil. O tecido cicatricial ficou fino. A região, muito côncava. E bem no centro da cicatriz, uma casca grossa que nunca deixei retirar...

O mar se encarregou de removê-la. E embaixo dela, um buraco oco, fundo até o osso.

A cirurgia plástica foi inevitável. Hoje não há mais ferida. E minha bunda, novinha, novinha:

Tenho recursos pra me submeter a uma cirurgia dessas. E os outros, — meu Deus — que não podem nem comprar uma pomada?! Continuam abertos; ulcerados, deformados. Até se extinguirem em osteomielites deformantes e fatais.

E nos hospitais, o que se faz pra evitar essas feridas? Um ou dois colchões de água, no máximo! Um ou dois... putz!

Mas os paralíticos são tantos! E joga-se todos em duros colchões ortopédicos. Depois... "uma plástica resolve..."

Às vezes dá vontade mesmo de mandar todo mundo à puta que pariu!

74

Eu convivo com tantos privilégios!
Já de manhã, mamãe me leva o café na cama. Com torradas estalantes, tão arrumadinhas. Manteiga espalhada ao meu gosto. E o mamão, com limão e açúcar.
Preciso comer muita verdura pra facilitar meu intestino. E mamãe prepara quase todos os dias legumes, saladas e verduras. E muita fruta, e carne boa. Mamãe cozinha com carinho todas as comidas que lhe peço.
Tenho uma tia gorda que toda semana chega em casa com a cesta repleta de tudo que me faz bem: ameixas, abacates, papaias. Tia Emma é farta de sorrisos e piadas. Faz a gente rir o dia inteiro.
E sobram bolos, tortas e doces que a tia Wanda traz. E tia Nilde manda bolinhos de bacalhau... tudo especialmente pra mim.
E de repente, no portão, esta avó tão linda! Noventa e três anos, vem andando sozinha. Firme, lúcida. Conversa comigo, comenta meus quadros, me incentiva. Conta-me casos de seu tempo de fazenda. Fala-me sempre que ainda vai me ver correndo, que Nossa Senhora Aparecida vai fazer um milagre... Sou seu neto mais disponível. A paralisia me concede o privilégio de sua convivência. Essa avó me fortalece. Ela contém raízes que me participam e engrandecem.
É só querer e tenho filme em casa. O Mílton passa pra mim.
Preciso de telas e molduras. E papai vai, leva os quadros, traz as telas. E depois vai, busca os quadros emoldurados. E eu em casa, pintando, pintando...
Em cada inverno a Wandinha me faz uma nova malha de lã.
Amigos compram-me tintas holandesas. Meu irmão me traz tintas e pincéis italianos.
E o Luisinho me dá de presente uma cadeira de rodas novinha! Prepara-me churrascos de camarão em seu restaurante. E nunca me deixa pagar a conta...
Quero ir, preciso ir, e tenho logo um amigo com automóvel em minha porta.
Mamãe tem de sair, Edwiges fica comigo. Cuida de minha urina, de meu banho, minhas roupas. Ah, essa mãe preta! De lenço na cabeça, pernas fortes, traseiro largo... se soubesse, Edwiges, como eu te tenho tanta saudade!
E digo a meu irmão: "Tenho vontade de um papo com Vinicius." E Vinicius vem em casa, fica até de madrugada. Fala-me de suas poesias, de seus amores, suas manias. E eu ouço tudo com vibração de menino...

Quantas vezes, ao cair da tarde, a voz generosa de tio Chiquinho: olhar espiritual, passos de monge, cabeça áurea. Me fala do corpo, da alma. E me fala da morte, como se ela fosse a mais ativa das vidas.

E além de tudo, tenho uma cama bem larga pra poder me mover melhor... e às vezes fazer amor a domicílio.

Ah, os privilégios dessa paraplegia de avesso tão doce...

Mas penso em Elô, também paraplégica, que mora num apartamento. E às vezes, sozinha! Tendo que observar horários de trabalho. Marca ponto, a Elô. E faz comida, limpa a casa, a Elô. Em sua cadeira de rodas.

Lembro de Isaura, gorducha feliz. Pra enfrentar o dia tem que descer escada sentando degrau por degrau. E já se acostumou esperar nas esquinas quase uma hora, até que pare um táxi. Na certa eles pensam ter que carregá-la nas costas, ela e sua cadeira. Mal sabem eles que ela consegue inclusive botar a cadeira dentro do carro...

E eu me pergunto: — Com quem os maiores privilégios — comigo ou com elas?

75

E meu privilégio mais tocante é a resistência de tio Adolfo. Acompanha-me na praça todos os domingos. Faz frio, e ele já está lá antes das oito, pra estacionar melhor seu carro. E eu só chego às nove e meia. Faz calor, e ele não esquece a caixa de isopor com gelo, pra amenizar minha incapacidade de transpirar. Em seus quase 70 anos, sustenta a inflexível teimosia de viver com dois pulmões enfisematosos. E vai, e faz amigos, e me ajuda. Carrega cavaletes e telas. Anda um pouco, encosta na árvore. Respira difícil, quase não respira. — "Tio, deixa isso, o Giba leva". — Ele me faz com a mão um sinal de "deixa pra lá". Domina seu cansaço, reage. E continua, arruma meus quadros, admira-os. E me apresenta feliz a seus amigos: — "Meu sobrinho! Aqueles são seus quadros." — Quando eu o elogio, seu olhar orgulhoso e italiano fica um pouco vermelho de amor molhado.

A praça é uma galeria imensa. O povo não sabe, mas tem fome de arte. E o lugar dela é na rua. O povo deve tropeçar em arte. Como tropeça em automóveis, em crimes, em aumentos.

Sinto-me vitorioso ao ver as pessoas envolvidas por minha pintura. Cercam meus quadros, comentam, perguntam.

— Sabe que seus quadros me dão um nó no peito!

E eu me arrepio em saber que minha pintura atinge as pessoas tão dentro delas. Apenas com simples tons de azul.

— É divino aquele quadro! Vou levá-lo.

A praça é uma constelação, em plena manhã de domingo. Giba me faz rir a cada instante. É um lírico humorista. Prisioneiro do simples e do sincero. É um mitológico filho das águas, um peixe perdido entre os homens.

Moisés me apresenta o Chocolate. Com olhos arregalados, ele nos conta casos engraçadíssimos.

E aparece o Edir com um quadro novo: — "Trabalhei a noite inteira. Vê se você gosta."

A manhã flui doce na praça. Pinga lenta... como se caísse de um pote de mel.

Tio Adolfo me traz batidas de maracujá. Ao seu lado, a insinuante caricatura da loura de saia curta: só que em carne e osso! E daqui a pouco, a preta doméstica que gosta de arte. Aproveita os domingos pra falar de pintura comigo. Os japoneses e suas objetivas indiscretas. Os franceses e suas francesas assimétricas. O longo americano de bermudas vermelha e meias amarelas: numa das mãos, um berimbau; na outra, um arco e algumas flechas...

E os camelôs estridentes: o gatinho empurra a bola, a cobra se arrasta pelo chão e assusta o bicha de peruca ruiva, e tem até um pássaro que voa.

Mas há pombos de verdade. Fico admirando suas cores. E há coqueiros altos. Fico imaginando o topo deles.

E, de repente, a venda de um quadro. A praça é surpreendente, porque o povo é surpreendente.

Surge um amigo dos bancos de escola. Olha-me duas, três vezes. Estranha a cadeira, não acredita. Então eu o chamo, quebrando a cerca da dó. A praça promove encontros que vestem o tempo de estilingue e papagaio.

Bebo cerveja e, distraído, apóio na perna a latinha vazia. E, sem mais, um pai manda o filho jogar dinheiro dentro dela. O garoto solta a nota e sai correndo. Eu tento explicar, mas o homem já vai distante... orgulhoso de sua boa ação: — "Dei cinco cruzeiros a um aleijado!" — Já recusei muita esmola na praça. Há pessoas tão caridosas, gostam de ajudar. E dão esmolas, mesmo sem lhes pedir.

O homem fica indeciso entre dois quadros meus. Quer saber o que significam. Respondo que é muito subjetiva a interpretação de um abstrato. Mas que eu os crio em função de um tema: há sempre uma luz no interior de cada caminho escuro. O homem gosta, e acaba levando os dois quadros.

76

A praça me faz conhecer pessoas interessantes. Algumas influentes no meio artístico. Vêem meus quadros e promovem minha primeira exposição. Exponho vinte quadros, na Associação dos Amigos do Museu de Arte Moderna (AAMAM). Vendo apenas seis.
Participo de Salões de Pintura e consigo destaque em alguns. Mas, em outros, também sou recusado.
E, através do Giba, chego às galerias. Expomos juntos 36 quadros, 18 cada um. Conseguimos vender 24, 12 cada um. Uma noite inesquecível! Quase seiscentas pessoas elogiando nosso trabalho.
As exposições se sucedem. As vendas também. Pinto muito, exponho às vezes, vendo alguns quadros.

E fico olhando cada quadro que levam de mim. Nestes momentos, passam-me na memória desde o primeiro rabisco até a última pincelada na tela que se vai. Todas as fases e matizes que alimentaram tantos dias de minha vida. Num minuto, avivam-se os erros, os acertos. Cada quadro que se vai é um aprendizado de existência que se expande. Talvez ensinando, talvez intrigando. Ou, mesmo, emudecendo, ou, quem sabe, libertando aqueles que o olharem.
Um quadro é um brado da alma expelido em cores. Sintetizando vida, amanhecendo olhares. Um quadro é um grito, um medo, um aceno, um pulo. Acalenta rimas de poesias emudecidas. Desata devaneios enroscados em peitos árduos. Liberta gestos de mãos contraídas. Um quadro é uma pedra na vidraça do esquecido. Um orvalho na pétala do amor enrijecido. Uma agulha na bexiga da criança. Um farfalhar de lembranças... Um quadro é uma perda, uma conquista, um abandono. Uma trama, uma história. Um quadro é uma vitória!
E pintar é ser um pouco poeta, um pouco pirata. É doar à tela uma alma ansiosa e branda, agressiva e doce. Cheia de ímpetos e cautelas.

A pintura me vive, me cria movimentos. Eu pinto e vivo! E me sinto recuperado com a pintura. Recuperado: homem íntegro, total, inteiro!

E como maldizer a paraplegia, que, ao se apoderar de mim, ocultava em seu bojo rude uma arte tão densa e suave?

E percebo agora que só se é paraplégico relativamente. Em relação ao Zico, ou ao Sócrates, eu sou um paraplégico total. Porque talvez eu nunca mais possa chutar uma bola. Mas em relação ao Aldemir Martins, sou um homem totalmente capaz. Pois tenho uma cabeça intata e duas mãos funcionais para desenhar e pintar.

77

Eu jogo xadrez, gosto de armar quebra-cabeças, ouço música, leio muito, penso, e até pinto esportivamente. A cabeça contém valioso potencial atlético. Basta desvendar seu esconderijo.

Sei de paraplégicos que jogam basquete, tênis de mesa. Arremessam peso, fazem halterofilismo. E até correm cem metros rasos em suas cadeiras de rodas.

Essas pessoas são marcadas por tantos estímulos físicos. E haverá sempre um grito agudo de sua metade física paralítica. Querendo se livrar das correntes da imobilidade. Esses gritos fazem mal, não há socorros. Não há chaves para esses cadeados.

Eu prefiro a locomoção com muletas. É um esporte mais completo. Exige toda minha musculatura ativa, e ao mesmo tempo movimenta meu corpo inteiro. Além de me conservar na vertical, a posição essencial do homem atleta.

É uma questão de preferência. Todo movimento é interessante e necessário. O importante é escolher aquele que nos conserve mais distante das frustrações da imobilidade.

Convivendo com o absoluto irreversível, creio que o paraplégico deva amenizar a paraplegia, usando a própria paraplegia.

Todas as tardes passeio em meu quintal. Sem preocupações de segurança ou de cansaços. Sou dono de meu corpo e de meu chão. Às voltas com o humano da ternura, do inesperado, do contrastante.

Vestido de rendão e turbante branco. No braço direito, uma

cesta cheia de acarajés. No outro, uma de cocadas: Dora, baiana de olhos arteiros.

— Vai um acarajé, seu João? Tá quentinho, fumegando... aqui em sua casa é o primeiro lugar que eu paro. Ou quer cocada? Tem branca e morena.

— Quero sim, Dora! Me dá uma branca.

E ela bota em minha boca a cocada branquinha.

— Fica com os mansos orixás, meu filho. Eles te guiam sempre.

E continuo pelo quintal, com a cocada na boca. A Dora me deixa sempre um quitute. E o quitute mais saboroso é mesmo seu rosto candombleiro.

Entro em casa, tomo café com minha mãe, e volto ao quintal. Daí à pouco, uma mulher me acena do portão. Cara de quem foi jogada no mundo pela porta dos fundos. Na mão direita, uns trapos enrolados. Do outro lado, pendurado na saia, um garoto seminu. Lambuzado, olhos vivos. Ela quer saber de uma rua. Procura um papel entre os trapos. O menino chega mais perto de mim e me pergunta com voz aguda.

— Você dorme?

Não posso conter o riso.

— Claro que durmo, por quê?

— E tira esse negócio da perna pra dormir?

— Ah, agora entendi! Tiro, sim. Pra dormir, pra tomar banho...

— E é pesado, é?

— Não é, não.

— Puxa! Parece um trilho de trem...

Passo todo o verão sem camisa. E caminho pelo quintal só de bermudas e um pano úmido pendurado no pescoço. Em frente do portão encosta um carro. O homem desce apressado. A gravata, o paletó, a pasta executiva. Em baixo dos braços, a meia-lua de suor. Ele me olha e estanca. Compara e não resiste: — "Que felicidade a sua, hein, amigo! Sem camisa, que liberdade!" — E se vai, apressado. São as trocas da vida, penso eu. São as trocas da vida...

Meu quintal se multiplica em quilômetros, todas as tardes. As pessoas me perguntam: — "Por que você anda tanto?" — E eu respondo: — "Porque me faz bem, me movimenta. Todos andam, eu também tenho que andar..."

Então paro, penso, e concluo comigo: "Mas um paraplégico não anda, apenas se locomove..."

Anda somente quem vai daqui à esquina com as mãos ocupadas, ou por uma criança, ou um maço de flores, ou uma cesta de frutas. Anda quem consegue ir apenas através das pernas. Um paraplégico, quando vai, tem as mãos ocupadas de muletas. Do contrário, não vai. Ele se movimenta pelas mãos. Por isso, não anda. Apenas se locomove.

78

Conheci Maria.
Podia ter sido Daniela, Rosa, ou até Rosa Maria. Com olhar de Teresa, cismas de Marina, gestos de Denise. Mas apenas Maria. Como se fosse Júlia, Suely, Sylvia. Ou até mesmo Márcia. Mas é só Maria.
Conheci Maria não importa onde. Numa esquina de semáforo vermelho e olhos verdes. Entre as artes da manhã fria, gorro até os olhos, corpo escondido em lãs. Num barzinho de calçada larga, na coxia de um palco, na sala de espera do dentista. Ou até mesmo num leito de hospital.
Ela me veio com gesto fácil, e os olhos me olhando: amor. Toquei de leve seus cabelos, e sussurrei: amor.
Maria me diferencia, me atravessa, me recolhe nela. Às vezes me confunde, às vezes me alivia.
Gosta de pintura. Pinta comigo em meu quintal. Sabe ser quieta, altiva, serena. Sua pureza cotidiana me absorve. E eu já pertenço à sua natureza: sou manso.
Jogo xadrez com Maria, e fico distraído em seus olhos. Sou o rei deles, mas me transformo num pião a esmo. E perco a partida.
Muitas vezes Maria não está comigo. Mas moro na passagem de seu caminho pra escola. Todo dia lhe digo bom dia com sol na cara. E no crepúsculo de sua volta, ouço-lhe as indecisões da matemática ou acaricio em suas mãos o bicho de pelúcia. Sou também o dono da padaria da esquina e lhe dou balas como troco da compra dos ovos e do leite. Posso fazer tantas coisas simples e lhe provocar sorrisos. Assim como inventar mentiras no dia 1.º de abril...
Maria me leva ao teatro, à exposições, ao cinema. E ao sol de um sábado, me é modelo de um quadro lírico.
Tem feriado na quinta-feira, e ela me diz que vai à praia, só dois dias. E eu lhe digo: — "Fica até domingo, você gosta. E eu te quero bem queimada." — Ela volta leve, me traz conchinhas e pedras do mar. Eu, paraplégico, já aprendera a amar uma mulher de pernas fortes.

Maria mora numa casa de árvores e plantas. Num domingo, nós passeamos nas alamedas de suas flores. Bebemos laranjada embaixo do abacateiro. Tiramos fotos dos beija-flores. Recordamos poesias de Drummond. Na volta, minha bexiga funciona. E eu molho todo o chão e o assento do carro. Maria ri, chacoalha meus cabelos: — "Parece um bebê, com esse piu-piu enjoado... Faz de conta que é água do mar..." — Maria convive bem com as artimanhas de minha paraplegia.

Ela corta-me as unhas, lava-me a cabeça. Arruma meus discos, meus livros, meu armário de pintura. E eu lhe dou todos os tubos de tinta que não consigo mais apertar.

E, à noite, ficamos deitados horas e horas em minha cama, fazendo-nos cafunés silenciosos...

79

E o sexo de um paraplégico, como é que fica? O sexo de um paraplégico não fica, continua.

Mãos de Maria no volante do Fusca. Rodas macias na avenida. Lá em cima, a lua cheia. Cá embaixo, volta e meia os luminosos, os viadutos, a vida.

Minha mão em sua coxa. Seu sorriso dedutivo. O deslizar dos pneus. O semáforo vermelho, sua mão em meu rosto. Mão lisa, pequena: extremidade de gestos verticais. Os olhos perto, o beijo manso. A esquina, a ladeira, a floricultura. Para ela, flores amarelas.

E o sexo de um paraplégico como é que fica? O sexo de um paraplégico não fica, continua.

A noite inteira pela frente. O edifício iluminado, a entrada sofisticada. E o carro pela garagem. Um paraplégico aprende a entrar nos lugares sempre pelos fundos. É o lado mais simples. Pra descer do carro, o garagista me ajuda. Maria encosta o carro, e volta. Uma graça! Amo sua displicência: a ciência primeira do andar de uma mulher. Ela me olha, me beija: — "Vamos?" — Eu pulo pra dentro do elevador. Desenvolto, amparado pelo amor e pela vida. O garagista me sorri com sabedoria de homem simples: — "Precisando de alguma coisa, é só chamar. Fico até sete da manhã".

E o sexo de um paraplégico, como é que fica? O sexo de um paraplégico não fica, continua.

No apartamento, me encosto na parede da sala. Acomodo Maria em meu peito. Sugiro-lhe música na vitrola e algo pra beber. Ela coloca um disco e traz uísque. Ajuda-me a tomar, depois me abraça, me beija fundo, muito fundo.

— Amor — eu lhe digo. — Sei que te amo hoje, amanhã não sei. Somos livres e estamos juntos. Você participa de um dos momentos mais importantes de minha vida...

— Todos os momentos de tua vida são importantes.

— Esse é mais. É o momento do reencontro com a capacidade de viver uma mulher, fazer amor, dar amor total.

Ela me olha, depois fecha os olhos. Abraça-me forte e me sussurra: — "Eu tenho uma vontade de você, amor! — E me puxa levemente pela cintura. — "Vamos?"

O quarto: parto de uma ansiedade. A cama: trama de uma vontade. O ambiente silente, impiedosamente amante. A luz mortiça contra a parede, favor ao amor.

A mulher de um paraplégico assume as ações de mãos apoiadas em duas muletas. Eu paro próximo à cama. Maria abaixa-me as calças. Então, eu me jogo pra trás. A cama baixinha, dessas modernas. O colchão me recebe macio. Ela tenta me amparar pela cintura, abrandar a queda, mas cai junto. E caímos os dois, na cama e nas gargalhadas.

— Ô, amor! Você tem que acabar de me tirar as calças.

— Não sei por quê você veio de calças... só pra complicar — e deu-me um beijo. — Meu preto maravilhoso!

Já com as pernas em cima da cama, eu tiro o aparelho. Maria me ajuda um pouco. Pronto! Meu corpo nu de aços. Solto, esparramado na cama enorme. Maria se aninha maciamente, e ficamos os dois juntos, enlaçados.

E o sexo de um paraplégico, como é que fica? O sexo de um paraplégico não fica, continua.

A blusa ansiosa pela abertura. A calça de botões pretensiosos. Meus dedos lentos em força, mas astutos... E os corpos leves, mansos, fáceis. Ela inteira, total, essencialmente ela! Eu inteiro, total, essencialmente eu, naquilo que me resta ainda de essencial.

A nudez dos corpos. Nossos nus juntos, paralelos. Erguidos um ao lado do outro, embora na horizontal.

Minhas mãos percebem seu corpo. Dedos sensíveis em suas costas, suas coxas, suas pernas. Meus lábios nos ombros dela, no pescoço, nos seios. E um beijo comprido de quatro mãos tateando a maciez de peles, de pêlos: reconhecendo a proeminência de pontos crescentes, a concavidade de pontos profundos. Encontrando a convexidade conúbia no vértice de suas coxas, o obelisco altivo no vértice das minhas. Nossos seres cativos das vontades dos toques, das posses.

E o sexo de um paraplégico continua. No cheiro do cabelo, na cor da mulher amada. Continua em cada girada de rosto, em cada abertura de boca, em cada toque de dedo. Continua na vibração transmitida a uma mulher de corpo são e sensível. Há sexo em cada olhar que pede mãos, e em cada fechar de olhos tocados, enrijecer de abdomen, relaxar de coxas. E o sexo continua na agudeza dos carinhos, em cada novo movimento.

Nós nos possuímos.

Não tenho pernas para cavalgá-la carinhosamente. É ela então quem se assenta sobre mim. E acomoda meu obelisco em sua cápsula quente, justa, perplexamente vulnerável... Eu já sentira sua maciez e seu calor. Os dedos e a boca de um paraplégico são as antenas de sua sensibilidade.

Minhas mãos na cintura de Maria. Agora eu a dirijo, pra cima, pra baixo. Vejo-me inteiro dentro dela. Erguido, intenso! Fazendo-a girar o rosto, apertar os olhos, arranhar-me de leve os braços. O paraplégico é um privilegiado: enquanto há contato, há ereção. Forte, pujante, ativa.

E ao lume dos espíritos, o ofegante gotejar de sua essência mais íntima! Seu prazer me contagia, me lambuza de erotismo. Impotente na ejaculação, eu descarrego esperma pelos olhos, pela boca, pelos dedos. Como se eu a molhasse inteira... de carinho.

Eu aperto seus seios, e sorrio.

— Tira o cabelo da frente dos olhos...
— Não estou ouvindo nada...
— Cansada?
— Não... ai, me fisgou lá dentro de novo!
— Sentindo?
— Claro, seu bobo... tudo... todo, mais!
— Grande?
— Grandão... assim!

Mãos nos cabelos. Virilha ativa, contagiante. Maria se debruça, me beija. Continuo dentro dela. Inteiro, vivo. Até quando ela quiser!

Mas não tenho sempre um pênis assim potente. Ele é manhoso! Às vezes me surpreende, outras me decepciona.
Com bexiga cheia, não levanta mesmo! Só quer saber de urinar.
Sua ereção é forte quando aproveita a contração do corpo todo. Mas tem momentos que ele se intimida na hora da entrada. E se encolhe feito cão sem dono. Então tem que esperar, tentar de novo.
Mas também, quando resolve, sobe, endurece, e até ricocheteia. Cabeça grande, procurando o alvo.
Ele cresce, ele chega, ele entra. Mas como o dono: apoiado em muletas.
Porém, a sexualidade de um paraplégico está muito além da ereção normal de um pênis.

80

Os amigos me foram sempre a corda forte na escalada do poço.
E minha garagem, a luz do dia no topo do buraco escuro.
Ela me cresceu, voltou-me a ser criança, envelheceu-me momentos profundos. Em seu tapete transformador e em suas paralelas sem limites. Vivi cem anos de ansiedades, e mais cem anos de branduras, e mais cem anos de competências. Aprendi a pintar, reaprendi a chorar, e soube esperar, moldado em seus cantos. Custa-me crer que quatro paredes me foram tão janelas de vida e portas de conquistas.
Minha garagem nasceu humilde. Paredes sujas, prateleiras de graxa, ferramentas, chão de óleo: guardava automóveis.
Então, se transforma: torna-se azul, ampla, limpa. Escancara-se!
E os amigos se aglutinam em sua rotina de erguer, estimular, fazer andar.
Minha garagem conheceu doutores, artistas. Pesquisadores, cientistas. Jogadores, equilibristas. Padres e compadres.
Exalou perfumes e suores. Bebeu cachaças e licores. Ouviu lamentos e euforias. Se foi tristeza à tarde, à noite foi alegria.

Minha garagem envolveu, encurtou horas longas, amenizou corações. Foi alcoviteira, romântica, épica. Objeto e objetivo. Sonhou-se, planejou-se, idealizou-se em suas paredes.

Fez-se orgias sacanas, pintou-se nus esparramados. Mas fez-se também palestras culturais. Falou-se em terceira visão, música. Teatro e divórcio. Existencialismo e violão. Mostrou-se Jung e Picasso.

Foi nela que gritei, com a força que quase não tinha, o gol de Jairzinho contra a Inglaterra, em 1970. E foi nela que também gritei, com a força que jamais tive, o gol de Basílio contra a Ponte Preta, em 1977.

Minha garagem abrigou, nunca obrigou. Foi canto, descanso, mundo e horizonte. Sorriram, choraram, amaram em cada instante seu. E aos que fez viver, será sempre uma saudade importante. Nunca um adeus.

81

O teatro lotado. E eu na platéia, montado em minha cadeira. Igual a qualquer outra pessoa. Não. Naquele momento, naquele local, eu era maior que elas. Minha grandeza continuava no palco.

Dedos ágeis dançam nas cordas de um violão puro. Mãos mágicas espalham pelo teatro um som envolvente. Mãos de violonista, mãos de meu irmão!

E fico um pouco triste, meu irmão, porque teu sucesso já não me surpreende.

Mas é tão lindo esse teatro lotado. E mais essa gente sentada no chão, enchendo os corredores. E eu anônimo em minha cadeira, vibrando mais do que todos juntos.

Você vestido de aplausos, meu irmão! E eu me visto de lembranças.

Te lembro garoto, aprendendo violão. Enchendo a casa de sons mambembes. Teu violão errante, teu violão criança, teu violão carente.

Te vejo rapaz, nos bastidores do Paramount, antes de entrar no palco. Eu sempre junto. Tua força, minha torcida. Tua insistência, meu orgulho. Tuas conquistas, meu entusiasmo. Teu violão crescido, teu violão atrevido, teu violão promessa.

Shows, viagens, programas na TV. Que mundo novo, meu irmão! Tudo tão vibrante, tão risonho, mas tão incerto... Eu vou junto, te levo, te espero, participo. E torço tanto por teu sucesso!

E o primeiro disco: teu violão coerente, teu violão correto, teu violão verdade.
Você estuda, aperfeiçoa, canta. Eu estranho meu irmão cantor...
E você também compõe: teu violão alerta, teu violão astuto, teu violão audaz. Mas tuas músicas são todas sempre quase, meio sucesso...
Você viaja, você trabalha, e você cresce.
Mas eu não te levo mais. Já me faltam as pernas. Eu só te espero. E você volta, e me conta do fácil das mulheres, do humorístico da noite, do difícil da música.
Até que te chama esse poeta bento: o Vinicius de Moraes. Você recebe dele a juventude da experiência. E em troca, você renova nele a experiência da juventude.
E vocês viajam, e vocês trabalham, e vocês compõem.
E hoje, meu irmão, teu sucesso já não me surpreende. Mas é tão lindo esse teatro lotado, cantando: — "Um velho calção de banho, um dia pra vadiar. Um mar que não tem tamanho, e um arco-íris no ar... É bom, passar uma tarde em Itapoã..."
A platéia canta, aplaude. Grita teu nome. Eu me arrepio, choro pra dentro. Molho a alma ao invés do rosto.
A mão de Vinicius espalmada no ar. E você ao lado dele, dedos ágeis no violão. Você vibra na música, tua perna balança fora do banquinho. E a minha balança paralisada na cadeira.
Olho vocês dois, e me sinto tão inteiro! Vocês musicam e poetam minha vida, sem necessariamente fazer música ou poesia.
E então, você sozinho no palco, meu irmão. Teu violão habilidoso, teu violão dominante, teu violão penetrante. Teu violão aplaudido em pé!
Vejo tua cabeça pendida, e amo essa cabeça quase dentro do instrumento. Amo teus dedos rápidos. Amo tuas mãos volumosas, de artesão musical. E amo esse teu violão, porque ele é, meu irmão, tua forma lírica.

82

Ah, esse irmão mais novo! De responsabilidade tão jovem, e de juventude tão responsável, que eu o vejo irmão mais velho.
Ele e seu violão construíram-me uma casa! Nenhum degrau, toda plana, toda térrea.
E se ergueram as novas pernas do João!

A paraplegia sucumbe diante de chãos sem obstáculos e ao nível da cadeira de rodas.

Vivo outra vez as essências primeiras da vida. Durmo em *meu* quarto, na paz do lugar que sou eu. Tenho outra vez um banheiro! Tomo banho de chuveiro, e sozinho! E a libertação mais marcante: faço cocô sentado de novo no vaso. Alucinante, essa liberdade! Ouvir o barulhinho das fezes na agüinha. E soltá-las logo, sem ter de forçar nem esperar nervosamente. E me esvazio todo. Fico folha, fico pluma. E me limpo sozinho, me lavo.

E ganho tanto tempo. Logo de manhã, oito horas, já estou pintando. E às vezes meus pais ainda dormem... Eu, que dependia tanto deles...

Mas agora tenho pernas novas!

Alcanço minhas roupas. Visto-me e desvisto-me. E posso ser outra vez palhaço na frente do espelho. Fazer caretas, tristes ou contentes.

Mas às vezes minha mãe se achega, me suspende a calça. Nem é mais ajuda. É a convivência gostosa com uma mãe que ainda pode vestir uma calça num homem que é seu filho.

Chego até meus discos, até meus livros. Posso escolhê-los, arrumá-los. É a volta à amizade com minhas coisas, que são mais do que gente.

Em meu salão de pintura tenho também um lugar adaptado pra ginástica: é um grande elevado, na altura da cadeira, com um colchão estendido sobre ele. Posso passar pra ele e sair dele sozinho, sem ajuda de ninguém. E faço minhas ginásticas todos os dias. Na hora que eu quiser, durante o tempo que quiser.

Meu quintal agora é bem maior. Dá a volta em toda a casa. Seu piso é de pedra rústica. Mesmo molhado, as muletas não mais escorregam. E posso sentir novamente a liberdade de passear no verão com a chuva caindo nos ombros. Maravilhoso!

Sou cercado de rosas, maracujás, lírios. Íris, jasmins, azaléias. Dracenas erguem-se altivas. E despencam das paredes indefectíveis brincos-de-princesa. Os pinheiros são parceiros dos crisântemos e das margaridas. Todas as tardes renovo caminhadas neste quintal imenso.

Meu irmão me devolveu as pernas através dessa casa. E meus pais ainda zelam por minha independência.

Meu corpo continua paraplégico. Porém, já não há paraplegia em mim. Mas sei que é muito mais fácil sustentar um corpo paraplégico, tendo a mãe, o pai, e o irmão que eu tenho.

83

Quem pensou em algum momento desse livro que eu fosse andar outra vez apenas com as pernas, correr, chutar bola, enganou-se.

Consigo, sim, viver com aços nas pernas, ao invés de músculos. E, embora paraplégico, me sinto distante da paraplegia. Favorecido por muitos privilégios, é verdade. Mas os privilégios são contingências da própria vida. Acontecem, como um amor, uma alegria.

Mesmo sem pernas para andar, eu amo, trabalho e participo da vida na medida em que me integro à sua finalidade: existir com entusiasmo.

Eu existo: sou quase completo. E me entusiasmo: então, transcendo-me.

E simplesmente vivo. Mesmo ajudado em muitos momentos. Mas recebo a ajuda apenas como ajuda. Não como dependência.

Minha paralisia me faz acreditar sempre na ciência e nos homens. Embora saiba — em razão mesmo da ciência e dos homens — que a força mais forte esteja na crença em mim mesmo.

Bibliografia Técnica

Gardner, Ernest, Donald J. Gray e Ronan O'Rahilly, *Anatomia — Estudo Regional do Corpo Humano*. Edição original da W. B. Saunders, 1963. Edição brasileira da Editora Guanabara Koogan S.A.

Kamenetz, Herman L., *The Wheelchair Book*. Springfield, Illinois, Charles C. Thomas, Publisher, 1969.

Zamudio, Alfonso Tohen, *Medicina Física y Rehabilitación*, México, D.F., Larios S.A., 1970.

IMPRESSO NA

sumago gráfica editorial ltda
rua itauna, 789   vila maria
02111-031   são paulo   sp
telefax 11 **6955 5636**
sumago@terra.com.br

G R Á F I C A
sumago